驗光人員國考試題解析：眼鏡光學與視覺光學

TEST AND ANALYSIS OF OPTOMETRISTS EXAMINATION:
OPHTHALMIC OPTICS AND VISION OPTICS

路建華

中央大學 光電科學與工程博士

馬偕醫護專校 視光學科助理教授

丁挺洲

中央大學 光電科學與工程博士

明道大學 材料與能源工程助理教授

作者

ELSEVIER

目錄

作者序

2017 年的驗光人員特考與高普考，是我國視光界邁向世界先進領域的關鍵起始點。

視覺光學與眼鏡光學，分別為驗光師與驗光生特考與高、普考的主要科目，其重要性實不言可喻。然而，光學範圍極為廣泛，且大多需要良好的數學基礎，以及清晰的物理觀念，才能日起有功。因此，多數大專院校視光科系的學生，多對光學望之卻步，更遑論一般非學院出身之視光讀者。故，大多數讀者很難不將「一堆惱人數學」當作光學的學習心得。

「幾何光學」是眼鏡光學與視覺光學主要的核心理論，因此，若能確實的瞭解視光學常用的幾何圖形之特性，輔以正確的光學模式，以及常用的數學技巧，欲在短期間內學會視光學中的光學，亦非全然不可行之事。

驗光人員考試在即，坊間各種的視光學題庫充斥。然而，許多題目卻偏離視光學主軸，易令人困惑與迷失。為提升讀者與考生準備考試之效能，在愛思唯爾出版社經理 Tracy 與編輯 Linus 等人的力邀，與許多學生熱切央求下，筆者盛情難卻的答應彙編此題庫書籍。期能將先進國家之驗光師、配鏡師證照試題的出題方向、解題方法與技巧，提供國內讀者與考生參考。

本書為國考試題解析，因此，題型的設計均配合國考慣例，採單選題實施規劃。全書共區分為：視光學基礎、眼鏡光學與視覺光學等三篇實施編撰。每一篇章均為獨立的單元，可以單獨研讀。

本書第壹篇第一章從基礎數學回顧開始，以適應非理工背景或視光學的外來讀者，讀者可藉由此篇章，學習並複習視光光學中必要的基礎數學技能與基礎物理概念。至於，熟悉光學理論與視光學系背景的讀者，則可直接轉到本書感興趣的任何章節主題。不熟悉視光理論的讀者，也可按照書籍編排的順序進行研讀與練習。第二章起依序為：〈光的特性〉、〈視光的光學基礎〉、〈光的傳播〉等基礎章節。

第貳篇為眼鏡光學篇，自第五章起，依序為：〈反射鏡〉、〈薄球面透鏡〉、〈柱面透鏡〉、〈稜鏡〉、〈厚透鏡與透鏡厚度〉、〈多焦與特殊鏡片〉、〈鏡片材料與鍍膜〉等單元。

第參篇為視覺光學篇，自第十二章起，依序規劃：〈鏡片的物像關係〉、〈眼睛屈光模型與屈光不正〉、〈放大率、調節〉、〈光的繞射與解析度、鏡片的設計與像差、不等視〉。

為了提升讀者學習效能，本書各章與各節之間，盡量規劃有「學習要點」與「重點提示」。對較複雜的計算題型，亦多會將詳解與公式列出。

總之，筆者期望藉由彙編國外的視光光學常見的題型，以及盡量詳細的解答程序，讓讀者能更有系統且更有效率的準備考試與學習，以消弭考前準備的種種不安，進而提升考生的自信心，以便順利通過考試獲取驗光師（生）之證照。

筆者，在此特別感謝明道大學丁挺洲助理教授對本書視覺光學篇題目編撰的努力，以及其實驗室團隊協助本書計算題的驗算工作。特別值得一提的是感謝愛思唯爾出版社的特約編輯柏安，由於他的認真且細心嚴謹的校稿，大幅減少本書中許多錯誤。另外，也特此感謝 Linus 為了讓書本更加完善，所提供的各項協助。

最後，謹將此書獻給熱愛視光的讀者與學生，希望你們繼續為提升我國視光與國人視力的照護水平，繼續努力。

路建華 寫於 2017 年 5 月 25 日

第壹篇
視光學基礎

第一章　視光學中常用的數學與物理量

學習要點

- ✓ 視光學常用的數學：「符號規則、倒數、比例、畢氏定理、相似三角形、三角函數、向量」等數學，為視光學常用以分析或處理眼屈光問題的工具。（詳細內容可見《配鏡學總論：鏡片應用篇》第 11 章）
- ✓ 常用的物理量：「波長、頻率、流明、燭光、電子伏特」等，是視光學中重要的物理量。

一、視光學中常用的數學：

（一）符號規則：

在視覺光學中坐標系統的符號規則，以原點（0）向右（或向上）為正（+），向左（或向下）為負（–），如右頁圖 1 所示。

1.（　　）一個光源位於眼睛的左側 40 公分，以幾何光學表示其坐標為：（A）+40 cm，（B）40 cm，（C）–40 cm，（D）以上皆非。

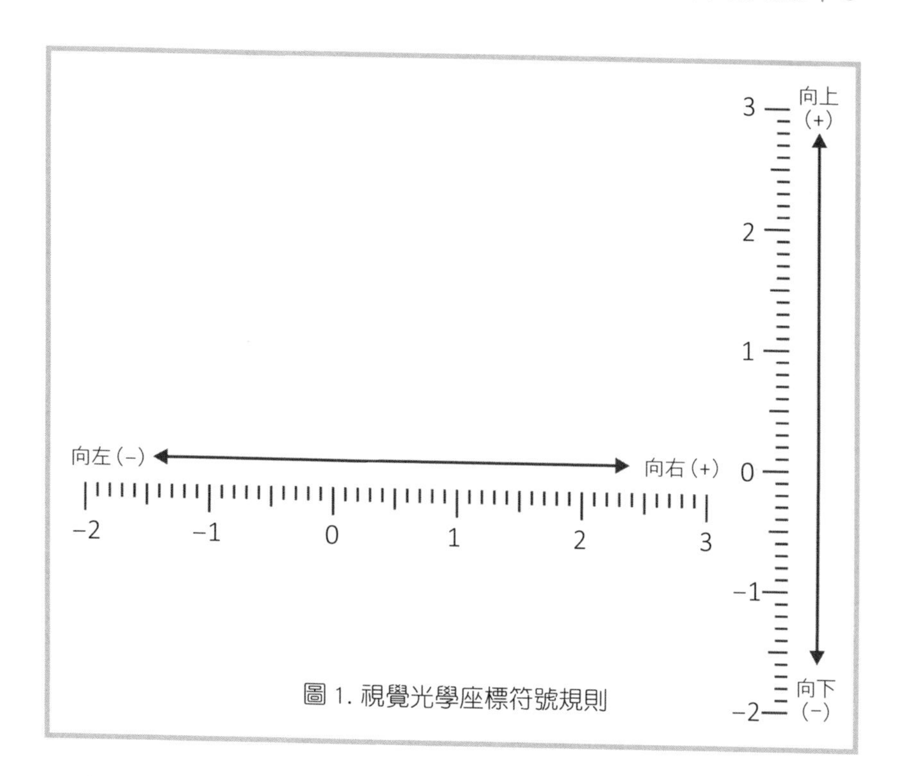

圖 1. 視覺光學座標符號規則

2.（　）一個水面上方 0.4 m 的燈泡，其坐標在幾何光學中可表示為：（A）+40 cm，（B）40 cm，（C）−40 cm，（D）以上皆非。

3.（　）一個近視患者的遠點在其眼角膜前方 40 公分，以幾何光學表示其坐標為：（A）+40 cm，（B）40 cm，（C）−40 cm，（D）以上皆非。

4.（　）一個遠視患者的遠點在其眼角膜後方 2 公分，以幾何光學表示其坐標為：（A）+2 cm，（B）2 cm，（C）−2 cm，（D）以上皆非。

5.（　）一條在水面下方 0.5 m 的魚，其坐標在幾何光學中可表示為：（A）+50 cm，（B）50 cm，（C）−50 cm，（D）以上皆非。

（二）倒數（reciprocal）：

數學上，一個數 x 的倒數（又稱乘法反元素），是指另一個與 x 相乘後，積為 1 的數，記為：$\frac{1}{x}$ 或 x^{-1}。視光學中，常以距離的倒數，求解球面鏡的曲率（curvature）、透鏡的焦距（focal length），以及光的聚散度（vergence）等問題。

6.（　）試求出常數 5 的倒數為何？（A）0.2，（B）0.5，（C）1，（D）5。

7.（　）試求出常數 10 的倒數為何？（A）10^0，（B）10^1，（C）10^{-1}，（D）0.01。

8.（　）試求出常數 100 的倒數為何？（A）0.1，（B）10^{-1}，（C）0.01，（D）10^{-3}。

9.（　）試求出各未知數 x 的倒數為何？（A）x^0，（B）x^1，（C）x^{-1}，（D）x^{-2}。

10.（　）試求出各未知數 x^{-1} 的倒數為何？（A）x^0，（B）x^1，（C）x^{-1}，（D）x^{-2}。

11.（　）試求出各未知數 xy 的倒數為何？（A）$x^0 y^{-1}$，（B）$x^1 y^1$，（C）$x^{-1} y^0$，（D）$(xy)^{-1}$。

（三）三角形畢氏定理：

若一直角三角形的兩股長為 a, b，斜邊長為 c，則 $a^2 + b^2 = c^2$。

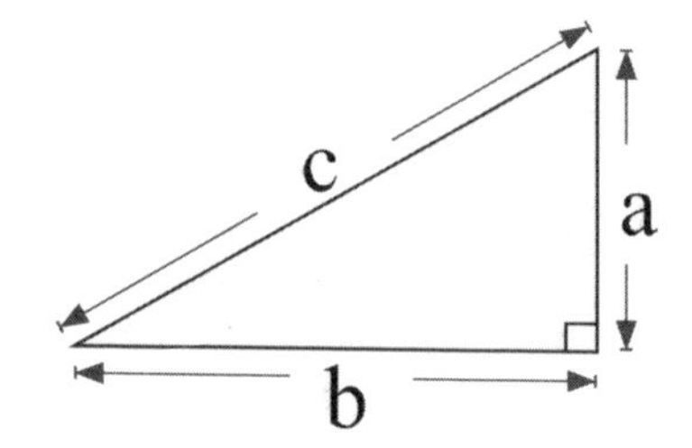

12.（　）已知一個直角三角形中兩個邊長分別為 a = 12 公分、b = 12公分，請問第三邊的c邊長應為何？（A）12，（B）$12\sqrt{2}$，（C）24，（D）$24\sqrt{2}$。

13.（　）已知一直角三角形的斜邊長為 5 公分，且其一鄰邊邊長為4公分，請問其對邊的邊長應為何？（A）1公分，（B）3 公分，（C）4 公分，（D）9 公分。

（四）相似三角形：

兩個三角形，三個對應的內角的角度都一樣（但邊長大小不一樣），或對應角相等且其對應邊長成比例者，稱為「相似三角形」（similar triangle）。

14.（　）參考圖 2，已知其中的三個邊長分別為 1 公尺、2 公尺、2 公尺，請問未知的邊長 a 為多少公尺？

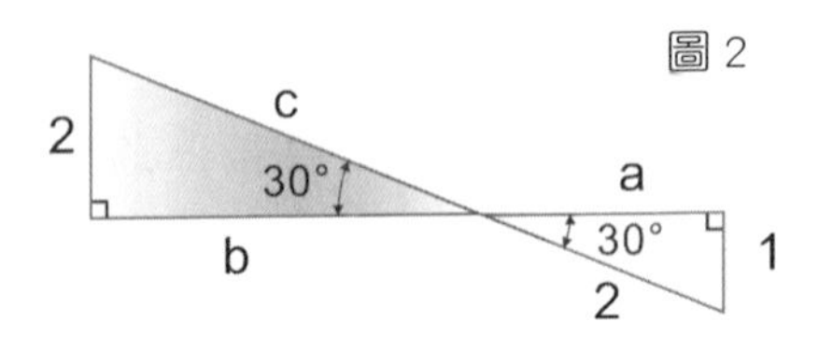

（A）1，（B）$\sqrt{3}$，（C）2，（D）$2\sqrt{3}$。

15.（　）參考圖 3，小明想要用一根一公尺的木竿測量一棵神木的高度，他將木竿的影子頂端與樹影的尖端對齊後，測量出該木竿的影子為 $\sqrt{3}$ 公尺，且由樹影尖端至樹根距離為 $100\sqrt{3}$ 公尺，請問樹的高度 H 為幾公尺？（A）50，（B）80，（C）100，（D）$100\sqrt{3}$。

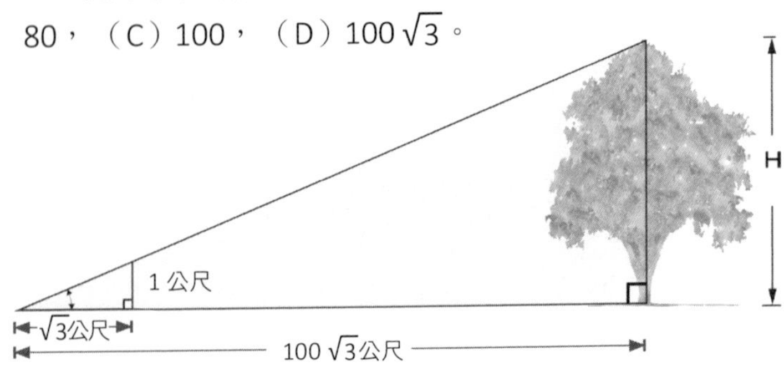

（五）比例：

在數學中，比例是兩個非零數量 a 與 b 之間的比較關係，記為 a : b（a,b ∈ 實數），在計算時則更常寫為 $\frac{a}{b}$ 或 a/b。若兩個變量的關係，符合其中一個量是另一個量乘以一個常數（y = cx,），或等價地表達為兩變數之比率為一個常數（稱為比值，c = $\frac{y}{x}$），則稱兩者是成比例的。

16.（　）請問一個邊長分別為 12 公分、24 公分、20.784 公分的三角形，其最短邊與次長邊的邊長比為何？（A）1.732，（B）0.557，（C）0.5，（D）0.2。

（六）三角函數

三角函數為「直角三角形」的內角與其各邊長比值關係的函數。若三角形一內角為 θ，且其三個邊長分別為對邊 a，鄰邊 b，斜邊 c，如下圖所示：

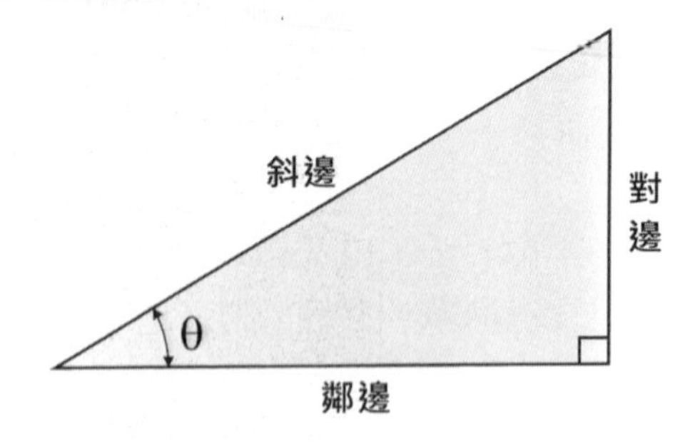

此三角形各邊長的比，可分別以三角函數表示為：

$\sin\theta = \frac{對邊}{斜邊} = \frac{a}{c}$，$\cos\theta = \frac{鄰邊}{斜邊} = \frac{b}{c}$，$\tan\theta = \frac{對邊}{鄰邊} = \frac{a}{b}$。

且其反三角函數分別為 $\sin^{-1}(\frac{a}{c})=\theta$，$\cos^{-1}(\frac{b}{c})=\theta$，$\tan^{-1}(\frac{a}{b})=\theta$。

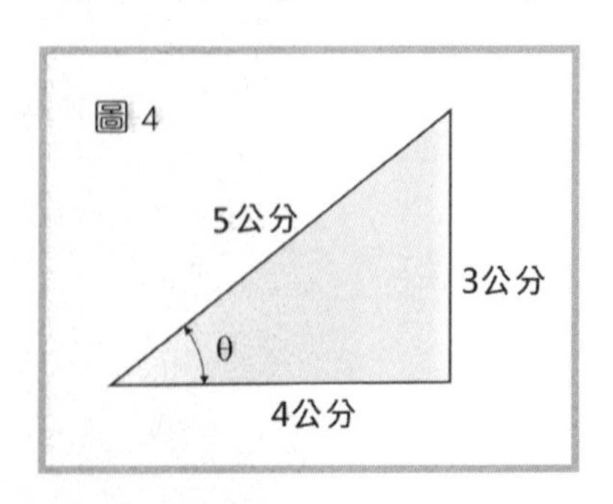

17.（　　）如圖 4，已知一個直角三角形三個邊的邊長分別為 3 公分、4 公分、5 公分，請問以 θ 為基準的正弦函數 $\sin\theta$ 為何？（A）0.5，（B）0.6，（C）0.75，（D）1.25。

18.（　　）如圖 4，已知一個直角三角形三個邊的邊長分別為 3 公分、4 公分、5 公分，請問以 θ 為基準的餘弦函數 $\cos\theta$ 為何？（A）1.25，（B）1.33，（C）0.75，（D）0.8。

19.（　　）如圖 4，已知一個直角三角形三個邊的邊長分別為 3 公分、4 公分、5 公分，請問以 θ 為基準的正切函數 $\tan\theta$ 為何？（A）0.25，（B）0.5，（C）0.75，（D）1.25。

20.（　　）如圖 4，已知一個直角三角形三個邊的邊長分別為 3 公分、4 公分、5 公分，試求該 θ 為何？（A）30°，（B）37°，（C）53°，（D）60°。

21.（　　）一個直角三角形的正弦值 $\sin\theta = 0.5$，試求夾角 θ 為何？（A）30°，（b）45°，（C）53°，（D）60°。

（七）向量

表示「同時具有大小及方向」的物理量。一個向量至少可分解成水平與垂直兩個分量。一般稜鏡常先分解成水平分量 $P_{\parallel} = P\cos\theta$，垂直分量 $P_{\perp} = P\sin\theta$，（如下圖所示）處理，以簡化問題。

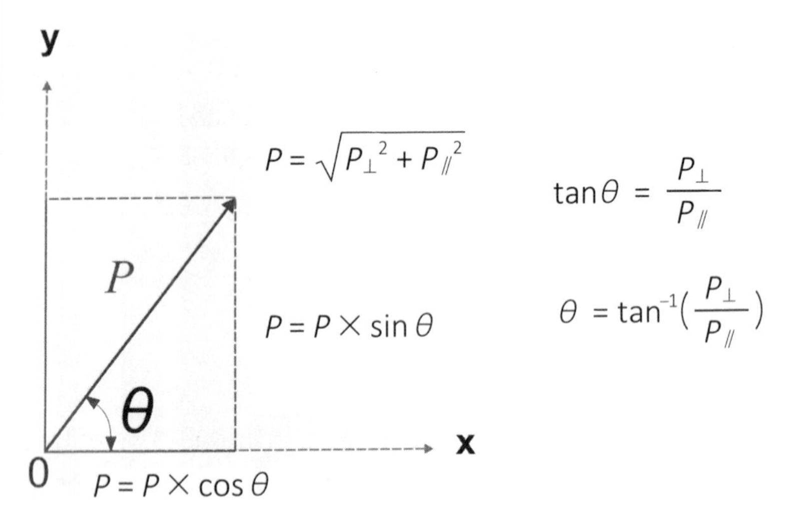

圖 5. 向量的分解與疊加

視光學中，常以向量的加法或減法處理「柱面透鏡在非軸向上的屈光度、斜交柱面透鏡的合成屈光度、球柱面透鏡在某一點的屈光度、稜鏡的合成與分解」等問題。

22.(　　)已知一個直角三角形三個邊的邊長分別為3公分、4公分、5公分，試求該 θ 為何？（A）30°，（B）37°，（C）53°，（D）60°。

23.(　　)求一個屈光度 $F = -1.00$DCX 90 的透鏡，在 30° 方向的屈光力為多少？（A）−0.75D，（B）−1.00D，（C）−1.25D，（D）−1.50D。

24.(　　)一個稜鏡度為 $2^{\Delta}B60^{\circ}$ 稜鏡片，在 0° 方向上的稜鏡分量是多少？(A) 0.5^{Δ}，(B) 1^{Δ}，(C) 1.5^{Δ}，(D) 2^{Δ}。

25.(　　)一個稜鏡度為 $2^{\Delta}B30^{\circ}$ 稜鏡片，在 90° 方向上的稜鏡分量是多少？(A) 0.5^{Δ}，(B) 1^{Δ}，(C) 1.5^{Δ}，(D) 2^{Δ}。

二、視光學中常用的物理量與其定義

（詳細內容可見《配鏡學總論：鏡片應用篇》第 12 章）

（八）曲率 R 與聚散度 L

26.（　）一個曲率半徑（radius of curvature）r = 20公分的球面鏡，求其曲率R為何？（A)1，(B)2，(C)5，(D)10（公尺$^{-1}$)。

27.（　）求一個曲率R為2（m^{-1}）的圓之半徑為何？（A）2，（B）1，（C）0.5，（D）0.1（m）。

28.（　）視光學中聚散度（vergence）的單位為何？（A）公尺，（B）赫茲，（C）公尺的倒數，（D）赫茲的倒數。

（九）光波長、頻率與振幅

29.（　）光波長 λ 的單位為何？（A）奈米，（B）赫茲，（C）秒，（D）屈光度。

30.（　）光頻率 f 的單位為何？（A）奈米，（B）赫茲，（C）秒，（D）屈光度。

31.（　）光頻率 f 的意義？（A）光的波峰與相鄰波峰的間距，（B）波動中距離平衡位置的最大位移，（C）每一秒光波震動的次數，（D）光波每震動一次所需要的時間。

32.（　）光波長 λ 的意義？（A）光的波峰與相鄰波峰的間距，（B）波動中距離平衡位置的最大位移，（C）光波前與某一點的距離，（D）光波每震動一次所需要的時間。

33.（　）請問光波的振幅表示？（A）光的波峰與相鄰波峰的間距，（B）波動中距離平衡位置的最大位移，（C）光波前與某一點的距離，（D）光波每震動一次所需要的時間。

34.（　）光波振幅之單位為何？（A）秒，（B）赫茲，（C）公尺，（D）屈光度。

35.（　）週期 T 的意義？（A）光的波峰與相鄰波峰的間距，（B）波動中距離平衡位置的最大位移，（C）產生一個完整的波所需要的時間，（D）光波每震動一次所需要的時間。

36.（　）週期 T 的單位為何？（A）秒，（B）赫茲，（C）奈米，（D）屈光度。

（十）屈光力 F、焦距 f 與屈光度 D

37.（　）視光學中，以何種單位表示「球面透鏡或柱面透鏡」的屈光能力？（A）奈米，（B）赫茲，（C）公克，（D）屈光度。

38.（　）視光學中，以何種單位表示「稜鏡」的屈光能力？（A）屈光度，（B）赫茲，（C）稜鏡度，（D）奈米。

39.（　）視光學中，透鏡的屈光度（diopter）等同於何種單位？（A）cm^{-1}，（B）$\frac{1}{kg}$，（C）m^{-1}，（D）$\frac{1}{Hz}$。

40.（　）視光學中稜鏡的稜鏡度(prism diopter)等同於何種單位？(A)$m \cdot cm^{-1}$，(B)$cm \cdot m^{-1}$，(C)$\frac{cm^{-1}}{m^{-1}}$，(D)$\frac{m^{-1}}{cm^{-1}}$。

41.（　）一個焦距 f = 10 公分的正透鏡，以公尺度量可表示為？（A）1×10^{0}（m），（B）1×10^{-1}（m），（C）1×10^{-2}（m），（D）0.1×10^{-1}（m）。

42.（　）空氣中，一個焦距 f = 50 公分的正透鏡，其屈光力 P 為何？（A）1.00D，（B）2.00D，（C）–1.00D，（D）–2.00D。

（十一）單位轉換

公制單位：

單位	公尺	公尺的倍數	科學記號表示
公尺（m）	1 m	1 m	10^{0} m
分米 or 公寸（dm）	0.1 m	$\frac{1}{10}$ m	10^{-1} m
厘米 or 公分（cm）	0.01 m	$\frac{1}{100}$ m	10^{-2} m
毫（釐）米（mm）	0.001 m	$\frac{1}{1000}$ m	10^{-3} m
微米（μm）	0.000 001 m	$\frac{1}{1,000,000}$ m	10^{-6} m
奈米（nm）	0.000 000 001 m	$\frac{1}{1,000,000,000}$ m	10^{-9} m

註：依據國家度量衡標準實驗室（www.nml.org.tw），一米等於光在真空中於 299,792,458 分之一秒時間間隔內所行經之距離。

英制公制轉換：

公制	英寸（inch）or 吋	英尺（ft.）or 呎	碼（yd.）
1 m	39.37（inch）	3.28084（ft.）	1.09361（yd.）
1 mm	0.03937（inch）	0.00328084（ft.）	0.00109361（yd.）

43.（　）$5\frac{1}{2}$英寸的眼鏡鏡腳，大約為幾毫米（mm）？（A）135 mm，（B）140 mm，（C）145 mm，（D）150 mm。

44.（　　）一個 6 英寸長的眼鏡鏡腳，大約為幾毫米（mm）？（A）135 mm，（B）140 mm，（C）145 mm，（D）150 mm。

45.（　　）藍光的波長為 450 nm，可以科學符號表示為公尺？（A）4.5×10^{-7} (m)，（B）4.5×10^{-8} (m)，（C）4.5×10^{-9} (m)，（D）4.5×10^{-10} (m)。[i]

46.（　　）太陽光在真空中傳播 149,600,000 公里後才到達地球，請以吉珈（giga）為單位表示此距離？（A）0.015 GKm，（B）0.15 GKm，（C）1.5 GKm，（D）15 GKm。

47.（　　）綠光雷射的波長為 0.00000054 m，請以微米(micrometer)為單位表示該波長？（A）0.0054，（B）0.054，（C）0.54，（D）5.4 微米。

48.（　　）醫師以脈衝時間為皮秒（picosecond）級超快雷射進行手術，請以飛秒（femtosecond）為單位表示該雷射的脈衝時間？（A）100，（B）10，（C）10^3，（D）10^6 飛秒。

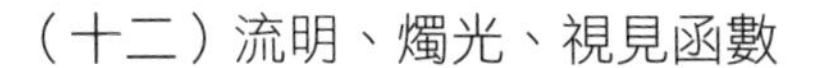

（十二）流明、燭光、視見函數

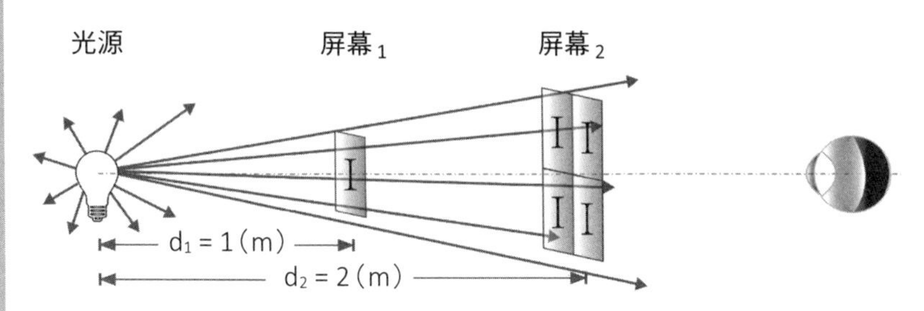

發光強度 I：光源在單位時間所發出之可見光之光能稱為發光強度，簡稱光度。光度以燭光（cd）為單位，表示所發出可見光的光通量大小。

光通量：每單位時間內，由光源所發出的光能，或由被照體所吸收的光能。光通量的標準單位稱為流明（lumen, lm）。

照度（illuminance）E：被照體單位面積所受的「可見光」之光通量，其單位為勒克斯（LUX）。不同場所，均有其合適的照度需求。例如，一般家庭書房的全般照明照度約為 100 LUX，閱讀時則需要照度 600 LUX。照度太低時，容易導致眼睛疲勞造成近視，照度太高則過分明亮刺眼，形成電力浪費。照度與物體及光源間之距離 d 的平方成反比，可表成：

$$E = \frac{I}{d^2}\ (\frac{lm}{m^2})$$

49.（　　）何者是光通量（luminous flux）的單位？（A）坎德拉（cd），（B）勒克斯（lx），（C）瓦特（W），（D）流明（lumen）。[ii]

50.（　）利用距離工作區 0.4 公尺的燈進行照明，可提供工作區 25 lux 的照明。如果將燈泡移近至 0.2 公尺的位置，可提供給工作區的照度為何？（A）50 lux，（B）100 lux，（C）250 lux，（D）400 lux。

51.（　）關於光能量的說明，何者有誤？（A）光能（luminous energy）為光通量與時間的乘積，（B）光通量（luminous flux）為單位時間內由光源（被照物）所發出（吸收）的光能，（C）發光強度（luminous intensity）為光源所發出的、在給定方向上單位立體角內的光通量，其單位為燭光（cd），（D）亮度（luminance）為光源在特定方向上單位面積單位立體角內的光通量。

52.（　　）關於光度的描述，何者有誤？（A）照度（illuminance）是入射表面每單位面積所吸收的所有光頻率之光通量，（B）照度（illuminance）是入射表面每單位面積所吸收可見光的光通量，（C）光出射度（luminous exitance），是輻射物表面每單位面積所發出可見光的光通量，（D）發光效率（luminous efficacy），指光源光通量與光源輸入電功率的比值。

53.（　　）在標準亮度下，視見函數 1 所對應的可見光波長為（A）380 nm，（B）507 nm，（C）555 nm，（D）760 nm。

54.（　　）在暗適應狀態下，視見函數 1 所對應的可見光波長為（A）380 nm，（B）507 nm，（C）555 nm，（D）760 nm。

55.（　　）在標準亮度下，波長為 580 nm 的黃光與波長為 616 nm 的橙光的視見函數比較？（A）黃光 > 橙光，（B）黃光 = 橙光，（C）黃光 < 橙光，（D）不一定。

（十三）瓦、電子伏特

56.（　）一個頻率 $f = 5.64 \times 10^{14}$（Hz）的光子，其能量應為何？（A）3.74×10^{-20}（W），（B）3.74×10^{-19}（W），（C）4.4×10^{-20}（W），（D）4.4×10^{-19}（W）。

57.（　）若一光子的能量為 4×10^{-19}（焦耳），求其能量為電子伏特？（A）2.5（eV），（B）3（eV），（C）3.5（eV），（D）4（eV）。

58.（　）一綠光雷射，其波長為500 nm，求其能量為幾電子伏特？（A）2.5（eV），（B）3（eV），（C）3.5（eV），（D）4（eV）。

59.（　）一個波長 $\lambda = 450$ nm 的藍光光子，其能量應為何？（A）3.74×10^{-20}（W），（B）3.74×10^{-19}（W），（C）4.4×10^{-20}（W），（D）4.4×10^{-19}（W）。

附錄

一、常用的四則運算

運算方式	符號	例舉
加	$a+b$	$1+2=3$
減	$a-b$	$3-2=1$
乘	$a \times b$	$1 \times 2=2$
除	$a \div b$ 或 $\frac{a}{b}$ 亦或 a/b	$4 \div 2=2$ 或 $\frac{4}{2}=2$、$4/2=2$

二、交換律、分配律與結合律

運算規律	表示式	例舉
交換律	$a+b+c=a+c+b$ $a \times b \times c=b \times a \times c$	$2+3+4=2+4+3$ $2 \times 3 \times 4=3 \times 4 \times 2$
結合律	$(a+b)+c=a+(b+c)$ $(a \times b) \times c=a \times (b \times c)$	$(2+3)+4=2+(3+4)$ $(2 \times 3) \times 3=2 \times (3 \times 4)$
分配律	$a \times (b+c)=a \times b+a \times c$ $a \times (b-c)=a \times b-a \times c$	$2 \times (3+4)=2 \times 3+2 \times 4$ $3 \times (4-2)=3 \times 4-3 \times 2$

1. 試問 $12+(3+10)$ 的結合律表示式可改寫為何？

2. 試問 $2 \times (3+7)$ 的分配律表示式為何？

三、常用的三角函數公式

三角函數關係	公　式
餘角關係	$\sin(90^\circ-\theta)=\cos\theta$；$\cos(90^\circ-\theta)=\sin\theta$ $\tan(90^\circ-\theta)=\cot\theta$；$\cot(90^\circ-\theta)=\tan\theta$ $\sec(90^\circ-\theta)=\csc\theta$；$\csc(90^\circ-\theta)=\sec\theta$
倒數關係	$\sin\theta\ \csc\theta=1$ $\cos\theta\ \sec\theta=1$ $\tan\theta\ \cot\theta=1$
平方關係	$\sin 2\theta+\cos 2\theta=1$ $1+\tan 2\theta=\sec 2\theta$ $1+\cot 2\theta=\csc 2\theta$
商數關係	$\tan\theta=\dfrac{\sin\theta}{\cos\theta}$ $\cot\theta=\dfrac{\cos\theta}{\sin\theta}$
和（差）角公式	$\sin(\alpha\pm\beta)=\sin\alpha\cos\beta\pm\cos\alpha\sin\beta$ $\cos(\alpha\pm\beta)=\cos\alpha\cos\beta\mp\sin\alpha\sin\beta$ $\tan(\alpha\pm+\beta)=\dfrac{\tan\alpha\pm\tan\beta}{1\mp-\tan\alpha\tan\beta}$
和差化積	$\sin\alpha+\sin\beta=2\sin(\dfrac{\alpha+\beta}{2})\cos(\dfrac{\alpha-\beta}{2})$ $\sin\alpha-\sin\beta=2\cos(\dfrac{\alpha+\beta}{2})\sin(\dfrac{\alpha-\beta}{2})$ $\cos\alpha+\cos\beta=2\cos(\dfrac{\alpha+\beta}{2})\cos(\dfrac{\alpha-\beta}{2})$ $\cos\alpha-\cos\beta=-2\sin(\dfrac{\alpha+\beta}{2})\sin(\dfrac{\alpha-\beta}{2})$

三角函數關係	公　式
積化和差	$\sin\alpha\cos\beta = \frac{1}{2}[\sin(\alpha+\beta)+\sin(\alpha-\beta)]$ $\cos\alpha\sin\beta = \frac{1}{2}[\sin(\alpha+\beta)+\sin(\alpha-\beta)]$ $\sin\alpha\sin\beta = \frac{1}{2}[\cos(\alpha-\beta)-\cos(\alpha+\beta)]$ $\cos\alpha\cos\beta = \frac{1}{2}[\cos(\alpha+\beta)+\cos(\alpha-\beta)]$
二倍角	$\sin 2\alpha = 2\sin\alpha\cos\alpha = \frac{2\tan\alpha}{1+\tan^2\alpha}$ $\cos 2\alpha = \cos^2\alpha - \sin^2\alpha = 2\cos^2\alpha - 1$ $= 1 - 2\sin^2\alpha = \frac{1-\tan^2\alpha}{1+\tan^2\alpha}$ $\tan 2\alpha = \frac{2\tan\alpha}{1-\tan^2\alpha}$
半形公式	$\sin\frac{\alpha}{2} = \pm\frac{1}{2}\sqrt{\frac{1-\cos\alpha}{2}}$ $\cos\frac{\alpha}{2} = \pm\frac{1}{2}\sqrt{\frac{1+\cos\alpha}{2}}$ $\tan\frac{\alpha}{2} = \pm\sqrt{\frac{1-\cos\alpha}{1+\cos\alpha}} = \frac{1-\cos\alpha}{\sin\alpha} = \frac{\sin\alpha}{1+\cos\alpha}$

表 1. 科學符號之名稱、縮寫與表示意義。

名稱	英文	單位縮寫	單位之科學符號表示
吉珈	giga	G	10^9
百萬	mega	M	10^6
千	kilo	K	10^3
百	hecto	h	10^2
十	hecto	da	10^1
分	deci	d	10^{-1}
厘	centi	c	10^{-2}
毫	milli	m	10^{-3}
微	micro	μ	10^{-6}
奈	nano	n	10^{-9}
皮	pico	p	10^{-12}
飛	femto	f	10^{-15}

表 2. 常用物理量、符號及物理意義。

物理量	符號	國際單位制	物理意義
輻射出射度（Radiant exitance）	M_e	瓦特每平方公尺 $W \cdot m^{-2}$	表面出射的輻射通量
輻射度（Radiosity）	J_e 或 $J_{e\lambda}$	瓦特每平方公尺 $W \cdot m^{-2}$	表面出射及反射的輻射通量總和
輻射率（Radiance）	L_e	瓦特每立弳每平方公尺 $W \cdot sr^{-1} \cdot m^{-2}$	每單位立體角每單位投射表面的輻射通量
輻射能（Radiant energy）	Q_e	焦耳 J	能量
輻射能量密度（Radiant energy density）	ω_e	焦耳每立方公尺 $J \cdot m^{-3}$	
輻射強度（Radiant intensity）	I_e	瓦特每立弳 $W \cdot sr^{-1}$	每單位立體角的輻射通量
輻射出射度（Radiant exitance）	M_e	瓦特每平方公尺 $W \cdot m^{-2}$	表面出射的輻射通量
輻射曝光量（Radiant exposure）	H_e	焦耳每平方公尺 $J \cdot m^{-2}$	
輻射通量（Radiant flux）	Φ_e	瓦特 W	每單位時間的輻射能量，亦作「輻射功率」
輻照度（Irradiance）	E_e	瓦特每平方公尺 $W \cdot m^{-2}$	入射表面的輻射通量

物理量	符號	國際單位制	物理意義
光譜輻射出射度（Spectral radiant emittance）	M_e 或 M_{ev}	瓦特每立方公尺 $W \cdot m^{-3}$ 或 瓦特每平方公尺每赫茲 $W \cdot m^{-2} \cdot Hz^{-1}$	表面出射的輻射通量的波長或頻率的分布
光譜輻射率（Spectral radiance）	$L_{e\lambda}$ 或 L_{ev}	瓦特每立弳每立方公尺 $W \cdot sr^{-1} \cdot m^{-3}$ 或 瓦特每立弳 每平方公尺每赫茲 $W \cdot sr^{-1} \cdot m^{-2} \cdot Hz^{-1}$	常用 $W \cdot sr^{-1} \cdot m^{-2} \cdot nm^{-1}$
光譜輻照度（Spectral irradiance）	E_λ 或 E_v	瓦特每立方公尺 $W \cdot m^{-3}$ 或 瓦特每平方公尺每赫茲 $W \cdot m^{-2} \cdot Hz^{-1}$	通常測量單位為 $W \cdot sr^{-1} \cdot m^{-2} \cdot nm^{-1}$
光譜功率（Spectral power）	$\Phi_{e\lambda}$	瓦特每米 $W \cdot m^{-1}$	輻射通量的波長分布
光譜強度（Spectral intensity）	$I_{e\lambda}$	瓦特每立弳每米 $W \cdot sr^{-1} \cdot m^{-1}$	輻射強度的波長分布

i. 黃敬堯、路建華等，《配鏡學總論（下）：鏡片應用篇》第一版（原文第三版），Chp. 11, P.P. 9, ISBN: 978-986-92667-4-1（2016）

ii. 可參考：余紅等編著，《眼鏡光學技術學習指導及習題集》，ISBN 9787117157353，人民衛生出版社（2012）

NOTE

第二章　光的特性

學習要點

- ✓ 常用的光學模型：幾何光學、波動光學、電磁光學、量子光學。
- ✓ 光的基本特性：光速度、折射率、振幅、波長、頻率、偏振與顏色。（詳細內容可見《配鏡學總論：鏡片應用篇》第12章）

一、常用的光學模型：

幾何光學、波動光學、電磁光學、量子光學

1. （　　）關於幾何光學的描述，下列何者為真？（A）常用以處理光的干涉現象，（B）是物理光學中光波長趨近於無限大時的一種特例，（C）是物理光學中光波長趨近於零的一種特例，（D）可解釋光的繞射現象。

2. （　　）關於波動光學的描述，下列何者有誤？（A）用光波的概念，解釋光的干涉現象，（B）用光波概念，解釋光的繞射現象，（C）以光線為基礎，分析光學系統的物像關係，（D）以光程差的概念，解釋光干涉時所產生的亮、暗條紋。

3.（　　）視光學中常用何種光學模式處理物像關係？（A）電磁光學，（B）波動光學，（C）量子光學，（D）幾何光學。

4.（　　）何種現象可證明光具有粒子的特性？（A）針孔照像機，（B）偏振現象，（C）顏色的混光，（D）光電效應。

5.（　　）依據近代的光學理論，光子的物理本質為？（A）僅具粒子性，（B）僅具波動性，（C）波—粒二元性（duality），（D）以上皆非。

二、光的基本特性：

（一）真空中的光速度 c、折射率 $n=\frac{c}{v}$ 與光程 s = nd

① 真空中的光速度 c：光在真空中傳播的速度，是目前科學界已知最快的傳播速度，愛因斯坦定義為 c。

$c=299{,}792{,}458\ \frac{m}{sec}\approx 300{,}000{,}000\ \frac{m}{sec}=3\times 10^{8}\ \frac{m}{sec}$（公制）

$c=186{,}282\ \frac{mile}{sec}$（英制）

② 在真空中，所有光波長的傳播速度都相等。

③ 折射率（index of refraction）：光在真空中的速度 c 與其在介質中的速度 v 的比值（率），即折射率可表為：$n=\frac{c}{v}$。

④ 光在某一介質的速度 v，可表為真空中的光速度與該介質折射率的比，即：$v=\frac{c}{n}$。

⑤ 光程：指在均勻介質中，光行徑的幾何路徑的長度 d 與光在該介質中的折射率 n 的乘積，即：s=nd。
在均勻介質中，光程可被視為是在相等時間內光在真空中的路程，$s=nd=\frac{c}{v}d=c\frac{d}{v}=ct$。

⑥ 兩條光線光程的差值叫做光程差。光程的重要性在於確定光的相位，相位決定光的干涉與繞射行為。

⑦ 一般視覺領域常見的物質之折射率 [i]：

物質名稱	折射率
空氣	1.000293 ≅ 1
水	1.33
CR-39	1.498 或 1.5
Trivex	1.53
皇冠（冕牌）玻璃	1.523
Polycarbonate	1.586
Barium 玻璃	1.6（依據組成成分而定）
燧石玻璃	1.7（依據組成成分而定）
眼角膜	1.37（平均值）
水晶體	1.42（平均值）
玻璃體、房水、淚液	1.34（平均值）

6.（　　）關於折射率的敘述，下列何者為真？（A）折射率越高，光速度越快，（B）折射率是真空中的光速與介質中光速比率，（C）折射率越低，光速度越慢，（D）折射率越低的物質，屈光能力越強。

7.（　　）光在真空的傳播速度，是宇宙中能量傳播最快的速度，以 c 表示？（A）$c=3\times10^{7}$（$\frac{m}{sec}$），（B）$c=3\times10^{8}$（$\frac{m}{sec}$），（C）$c=3\times10^{9}$（$\frac{m}{sec}$），（D）$c=3\times10^{10}$（$\frac{m}{sec}$）。

8.（　　）陽光在太空中的傳播速度約為 $c = 3\times10^{8}$（公尺／秒），請問光傳播的速度應為多少公里／秒？（A）3 萬公里／秒，（B）30 萬公里／秒，（C）300 萬公里／秒，（D）3,000 萬公里／秒。

9.（　　）關於折射率的描述何者為真？（A）光在折射率高的物質中，傳播速度較快，（B）光在折射率較低的物質中，傳播速度較慢，（C）折射率較低的物質，折射光的能力較強，（D）折射率較高的物質，折射光的能力較強。

10.（　　）光在真空中的速度 c 與光在某介質中的速度 v 的比值為（A）介質的密度，（B）介質的折射率，（C）介質的衝擊比，（D）介質的反射率。

11.（　）波長 532 nm 的綠光雷射，照射折射率為 $n = 1.49$ 的 PMMA、$n = 1.523$ 的冕牌玻璃、$n = 1.62$ 的火石玻璃、$n = 1.92$ 的蘭特玻璃等介質。請問在何種介質中光的傳播速度最快？（A）蘭特玻璃，（B）PMMA，（C）火石玻璃，（D）冕牌玻璃。

12.（　）以波長 532 nm 的綠光雷射，分別照射 A、B、C、D 四種物質，其傳播速度依序為 $A > B > C > D$，請問此四種物質何者折射率最大？（A）A，（B）B，（C）C，（D）D。

13.（　）請問光在一般正常的淚液（折射率 $n = 1.336$）中的速度 v 應為何？（A）1.336×10^{7}（$\frac{m}{s}$），（B）1.336×10^{8}（$\frac{m}{s}$），（C）2.24×10^{7}（$\frac{m}{s}$），（D）2.24×10^{8}（$\frac{m}{s}$）。

14.（　）請問光在一般正常的角膜（折射率 $n = 1.376$）中的速度 v 應為何？（A）1.376×10^{7}（$\frac{m}{s}$），（B）1.376×10^{8}（$\frac{m}{s}$），（C）2.18×10^{8}（$\frac{m}{s}$），（D）2.18×10^{9}（$\frac{m}{s}$）。

15.（　）請問光在一般正常的水晶體（折射率 $n = 1.386$）中的速度 v 應為何？（A）1.386×10^{7}（$\frac{m}{s}$），（B）1.386×10^{8}（$\frac{m}{s}$），（C）2.16×10^{7}（$\frac{m}{s}$），（D）2.16×10^{8}（$\frac{m}{s}$）。

16.（　　）光在折射率 n = 1.523 的冕牌玻璃中的傳播速度 v 為何？（A）1.523×10^{7}（$\frac{m}{s}$），（B）1.523×10^{8}（$\frac{m}{s}$），（C）1.97×10^{7}（$\frac{m}{s}$），（D）1.97×10^{8}（$\frac{m}{s}$）。

17.（　　）光在折射率 n = 1.62 的火石玻璃中的傳播速度 v 為何？（A）1.523×10^{8}（$\frac{m}{s}$），（B）1.62×10^{8}（$\frac{m}{s}$），（C）1.85×10^{8}（$\frac{m}{s}$），（D）1.97×10^{8}（$\frac{m}{s}$）。

18.（　　）若光在某一物質中的傳播速度 v = 2×10^{8}（$\frac{m}{s}$），請問該物質的折射率 n 為何？（A）1，（B）1.5，（C）2，（D）2.5。

19.（　　）若光在某一物質中的傳播速度 v = 1.5×10^{8}（$\frac{m}{sec}$），請問該物質的折射率 n 為何？（A）1，（B）1.5，（C）2，（D）2.5。

20.（　　）下列何種物質的折射率較高？（A）CR39，（B）水，（C）光學塑膠鏡片，（D）鑽石。[ii]

表 1

材料	折射率
標準溫壓下的空氣	1.000293
攝氏 25 度的水	1.3334
冕玻璃鏡片	1.523
光學玻璃	1.523 至 1.885
CR39	1.498
光學塑膠	1.498 至 1.74
聚碳酸酯	1.586
鑽石	2.4173

21.（　　）對同一材料鏡片而言，其折射率與光波長之關係為？（A）與使用的光波長無關，（B）隨著使用的光波長而改變，（C）光波長越長所測得的折射率越高，（D）以上皆是。

22.（　　）就眼鏡鏡片折射率分布區分，下列何者正確？（A）1.55 屬於一般折射率鏡片，（B）1.63 屬於中度折射率鏡片，（C）1.68 屬於極高度折射率鏡片（D）1.72 屬於極高折射率鏡片。[iii]

表 2

一般折射率	1.48 但 < 1.54
中度折射率	1.54 但 < 1.64
高度折射率	1.64 但 < 1.74
極高折射率	1.74 以上

23.（　　）光在折射率 n = 1.62 的火石玻璃中，傳播 1 mm，請問其光程 s 為何？（A）1.62 mm，（B）0.16 mm，（C）3.2 mm，（D）0.32 mm。

圖 1. 光程示意圖

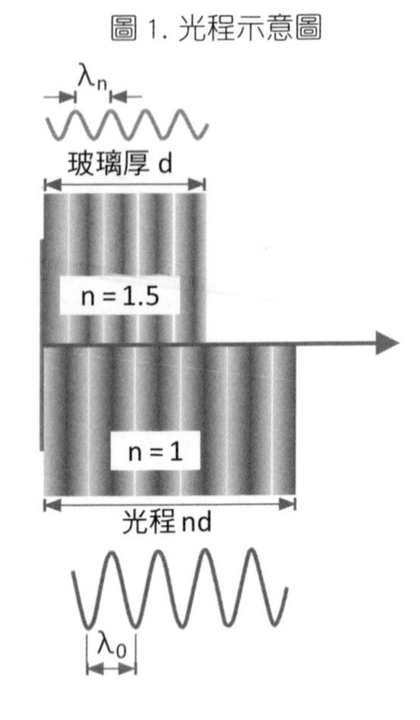

24.（　　）假設測得光在折射率 n = 1.386 的水晶體中光程為 0.2772 cm，請問該水晶體的厚度 d 應為何？（A）2.8 mm，（B）0.28 mm，（C）2 mm，（D）0.2 mm。

25.（　　）波長 532 nm 的綠光雷射，分別在折射率 n = 1.49 的 PMMA、n = 1.523 的冕牌玻璃、n = 1.62 的火石玻璃、n = 1.92 的蘭特玻璃中傳播相同長度 d，何者的光程最大？（A）蘭特玻璃，（B）PMMA，（C）火石玻璃，（D）冕牌玻璃。

（二）光波：振幅（amplitude）、波長（wavelength）、頻率（frequency）

參考下圖 2，

① 振幅（amplitude）：是波峰與波平衡點間的位移。

② 波長（wavelength）：是指沿著波的傳播方向、在波的圖形中，離平衡位置的「位移」與「時間」皆相同的兩個質點之間的最短距離，通常以 λ 表之。

③ 頻率（frequency）：單位時間內所重複產生的波數目。

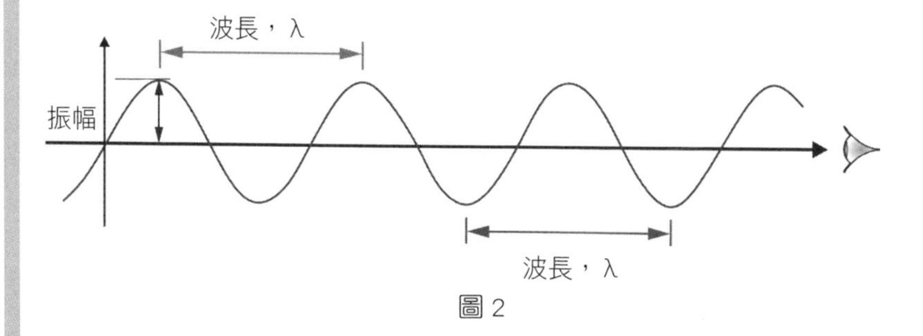

圖 2

④ 依據波的物理特性可知：波的速度 v 與頻率 f 及波長 λ 之關係可表示為：

$$v = f \cdot \lambda \text{ 或 } f = \frac{v}{\lambda} \text{ 或 } \lambda = \frac{v}{f}$$

在均向性（isotropic）介質中，一特定顏色的光在傳播時，其頻率 f 維持不變，即 f = constant。

26.（　　）振幅是何種物理的特性？（A）粒子，（B）波，（C）螢光，（D）偏振。[iv]

27.（　　）下列有關光速（c）、光波長（λ）與光頻率（f）三者的關係，何者為真？[iv]（A）$f = c \times \lambda$，（B）$\lambda = c \times f$，（C）$c = \lambda \times f$，（D）$\lambda = \frac{f}{c}$。

28.（　　）通常螢光與激發光間的關係為？（A）螢光與激發光的顏色必定相同，（B）螢光的波長與激發光相同，（C）螢光的波長比激發光為短，（D）螢光的波長較激發光波長為長。[iv]

29.（　　）請問一波長為 450 nm 的光，此波長亦可表為（A）4.5×10^{-2} m，(B) 4.5×10^{-5}m，(C) 4.5×10^{-6}m，(D) 4.5×10^{-9}m。

30.（　　）請問一頻率 $f = 564 \times 10^{12}$（赫茲）的光，此頻率亦可表為（A）5.64×10^{6} *MHz*，（B）5.64×10^{8} *MHz*，（C）5.64×10^{6} *GHz*，（D）5.64×10^{4} *GHz*。

31.（　　）太陽光在真空中傳播約 150,000,000 公里後，才到達地球，請以吉珈（giga）為單位表示此距離？（A）0.015 GKm，（B）0.15 GKm，（C）1.5 GKm，（D）15 GKm。

32.（　　）綠光雷射的波長為 0.00000054m，請以微米（micro）為單位表示該波長？（A）0.0054，（B）0.054，（C）0.54，（D）5.4 微米。

33.（　　）關於雷射光的描述，何者為真？（A）雷射光是高度同調光，（B）雷射光通常是單色且相位相反的光源，（C）雷射的光束通常為擴束光束，（D）雷射光是由自發輻射的機制產生。

34.（　）若光在真空中速度 $c = 3 \times 10^8$ 公尺／秒，試求一波長 $\lambda = 532$ nm 的綠光雷射，其頻率 f 應為多少 Hz ？（A）5.64×10^{12}（Hz），（B）5.64×10^{13}（Hz），（C）5.64×10^{14}（Hz），（D）5.64×10^{15}（Hz）。

35.（　）若光在真空中的速度為 $c = 3 \times 10^8$ 公尺／秒，試求一頻率 $f = 5 \times 10^{14}$（Hz）的光，其波長為何？（A）0.4（μm），（B）0.5（μm），（C）0.6（μm），（D）0.7（μm）。

36.（　）以 550 nm 之雷射光從空氣往鏡片玻璃中照射，則該光波長 λ 將會如何？（A）變長，（B）變短，（C）不變。

37.（　）以 550 nm 之雷射光從空氣往鏡片線性折射率材料中照射，此雷射光之頻率 f 將會（A）變長，（B）變短，（C）不變。

（三）偏振、光的顏色

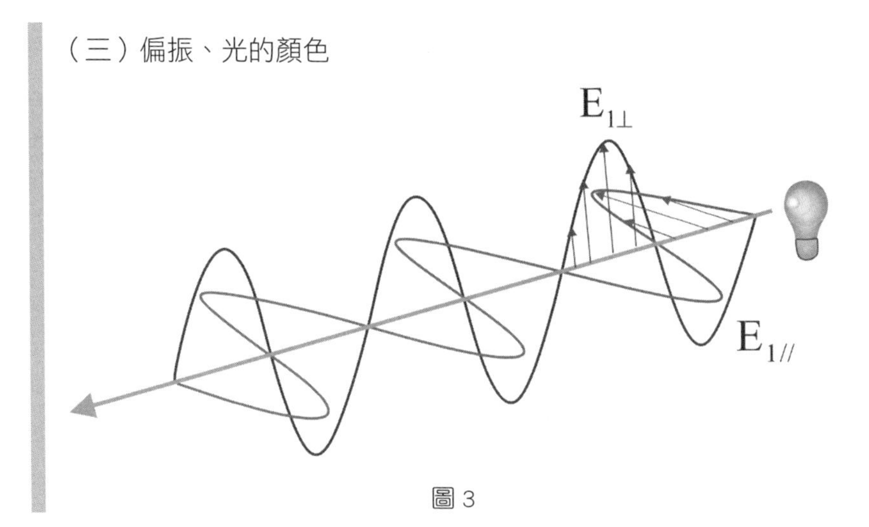

圖 3

38.（　）以電磁光學而言，下列何者敘述有誤？（A）光具有偏振性，（B）光是由一組正交的偏振光組成，（C）不同偏振光，會影響光的顏色。

39.（　）陽光為非偏振光，通過常用的偏振片後，不可能形成下列何種偏振光？（A）線偏振光，（B）面偏振光，（C）圓偏振光，（D）橢圓偏振光。

40.（　）經水面或雪地反射的陽光，其特性多屬於？（A）水平偏振光，（B）垂直偏振光，（C）45°方向偏振光，（D）30°方向偏振光。

41.（　）大部分對人眼產生不適的偏振光，其振動方向多為（A）90°，（B）180°，（C）45°，（D）135°。

42. (　　) 滑雪或釣魚時配戴的偏光眼鏡屬於（A）偏振方向與地面垂直的線偏振片，（B）偏振方向與地面平行的線偏振片，（C）偏振方向為橢圓偏振片，（D）偏振方向圓偏振片。

43. (　　) 下列何種光源為偏振光？（A）月光，（B）通過偏振片後的光，（C）LED 光，（D）星光。

44. (　　) 常見的偏振光類型有哪些？（A）線性偏振光，（B）橢圓偏振光，（C）圓偏振光，（D）以上皆是。

45. (　　) 一般視覺用的偏振眼鏡，多為哪一種類型的偏振？（A）與地面垂直方向的線性偏振片，（B）橢圓偏振片，（C）與地面平行的線性偏振片，（D）以上皆是。

46. (　　) 何種偏光鏡片常被製作成照相機的鏡頭濾光片？（A）與地面垂直的線性偏振片，（B）橢圓偏振片，（C）與地面平行的線性偏振片，（D）圓偏振片。

47. (　　) 在線性折射率鏡片材料中，下列關於光波長與頻率的描述何者有誤？（A）光在折射率越高的物質中，其波長越短，（B）光在折射率越高的物質中，其頻率越高，（C）光在折射率越高的物質中，其波長越長，（D）光的波長在真空中較在其他物質為長。

48.（　）視覺與光波長的描述何者為真？（A）人眼所能偵測到的光波長，稱為可見光，（B）較 760 nm 長的光，稱為紅外光，（C）較 380 nm 短的光，稱為紫外光，（D）以上皆是。

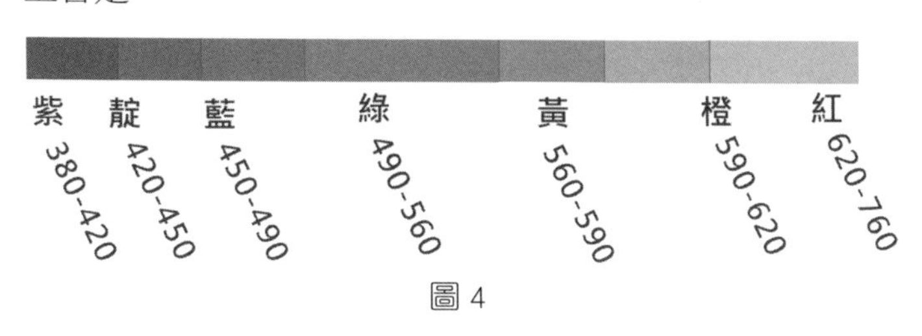

圖 4

49.（　）請問下列何者為紅光的波長範圍？（A）490–560nm，（B）560–590nm，（C）590–620 nm，（D）620–760 nm。

50.（　）請問下列何者為綠光的波長範圍？（A）450–490nm，（B）490–560nm，（C）380–420nm，（D）420–450nm。

51.（　）請問下列何者為藍光的波長範圍？（A）450–490nm，（B）490–560nm，（C）380–420nm，（D）560–590nm。

52.（　）假設光的頻率 $f = 5 \times 10^{14}$（Hz），且光在真空中的速度 $c = 3 \times 10^{8}$ 公尺／秒，試求光是何種顏色的光？（A）藍光，（B）黃光，（C）綠光，（D）橙光。

53.（　）請問紫外光中，UVA、UVB、UVC 何者對角膜傷害較大？
（A）UVA，（B）UVB，（C）UVC，（D）都相同。

表 3

紫外光區分	波長	生物效應
UV-A	320–380 nm	對水晶體傷害最大。
UV-B	290–320 nm	對角膜傷害最大。
UV-C	200–290 nm	造成眼瞼皮膚癌、鱗狀上皮瘤。

54.（　）請問紫外光中，UVA、UVB、UVC 何者對水晶體傷害較大？
（A）UVA，（B）UVB，（C）UVC，（D）都相同。

55.（　）請問紫外光中，UVA、UVB、UVC 何者對眼瞼傷害較大？
（A）UVA，（B）UVB，（C）UVC，（D）都相同。

---

i. Ellen Stoner, Patricia Perkins, Roy Ferguson, "OPTICAL FORMULAS TUTORIAL", Second Edition, ISBN-13: 978-0-7506-7504-8 (2005)
ii. Andrew keirl, "Clinical Optics and Refraction", P. 3, ISBN: 9780750688895, Elsevier Health Sciences (2007)
iii. Andrew keirl, "Clinical Optics and Refraction”,P. 4, ISBN: 9780750688895, Elsevier Health Sciences (2007)
iv. Aaron V. Shukla, "Clinical optics primer for ophthalmic medical personnel: A guide to laws, formulae, calculations, and clinical applications", P. 28, ISBN 978-1-55642-899-9，SLACK Incorporated (2009)

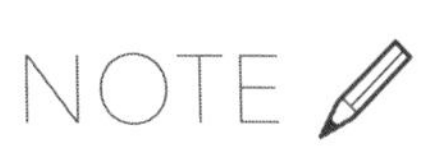
NOTE

第三章　視光的光學基礎

一、視光學的光學系統：

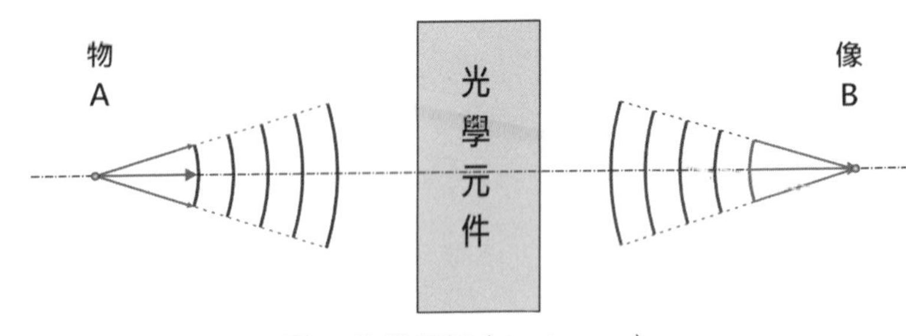

圖 1　物像共軛（Conjugate）

1.（　　）在視光學系統中，有關物與像的關係下列何者敘述有誤？（A）物通常為光源，（B）光元件為能改變光的狀態者，（C）像為物的共軛點，（D）物的像點一定是焦點。[i]

2.（　　）下列關於理想光學的描述何者為非？（A）物方平面上的一點將與像方平面上多個點相對應，（B）物方平面上的一點僅對應於像方平面上的一點，（C）物方一同心光束必對應於像方一共軛的同心光束，（D）物方任意平面將對應於像方的共軛面。

3.（　　）物方焦平面的共軛面為（A）像方主平面，（B）像方節平面，（C）與光軸垂直且位於無限遠的像平面，（D）像方焦平面。

4.（　　）像方焦平面的共軛面為（A）物方焦平面，（B）物方的節平面，（C）與光軸垂直且位於無限遠的物平面，（D）物方主平面。

5.（　　）對一個理想的光學系統而言，下列敘述何者有誤？（A）物平面與像平面，互為共軛面，（B）光軸上物點所對應到的像點未必會在光軸上，（C）驗光所量測的遠點 M 與眼屈光系統的像點，互為共軛關係，（D）將光源移至像平面上，其所發出的光線經過光學系統後，將在物平面成像。

6.（　　）一個理想的光學系統不包含下列哪一個基點？（A）主點，（B）焦點，（C）頂點，（D）節點。[ii]

7.（　　）光與光軸間夾一固定角度的平行光線，經過光學系統後必會（A）會聚在像方焦點上，（B）相交於物方焦點上，（C）相交於物方焦平面上一點，（D）相交於像方焦平面上一點。

8.（　　）在物方焦平面上且為非光軸上的一點所發出之光線，經過光學系統後，將（A）與光軸平行的平行光線，（B）與光軸夾特定角度的平行光線，（C）繼續以直線傳播，（D）通過像方焦點的同心光束。

二、光源：

① 點光源、② 平行光

9.（　　）關於幾何光學中常用的點光源之描述，何者有誤？（A）點光源僅是具有空間位置的發光幾何點，（B）真正的點光源不存在於自然界中，（C）遙遠星星所發光，不可被視為點光源，（D）幾何光學假設物體的影像，都是該物體上的點光源發出之光能量所組成。

10.（　　）在均勻介質中，自點光源發出且接近點光源之光波前形狀應是（A）任意形狀的曲面波，（B）以點光源為中心的同心球面波，（C）平面波，（D）以點光源為起點的任意曲面波。

11.（　　）下列何者不是自發光之物體？（A）恆星，（B）太陽，（C）火焰，（D）月亮。

12.（　　）關於平行光的描述，何者有誤？（A）平行光的波前相互平行，（B）與點光源相距非常近的光波，（C）視光學通常將相距約 6 公尺以上的點光源視為平行光，（D）自然界中不可能有真正的平行光。

三、光線與光束：

視光學中，一般將光束區分為：① 同心發散光束 、② 同心收斂光束 、③ 平行光束等三類（如下圖 2）

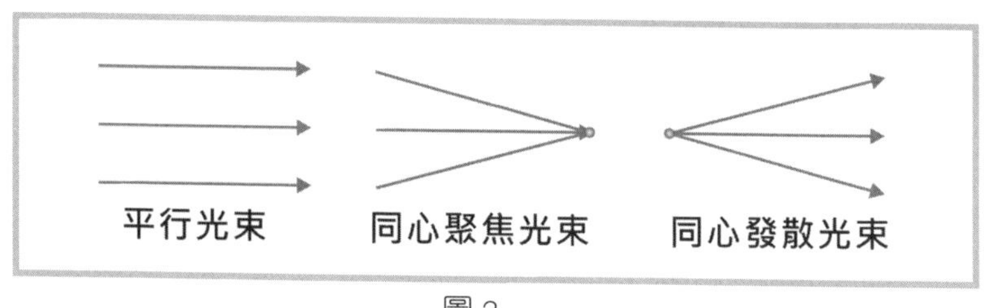

圖 2

13.（　）何種現象是幾何光學中「光以直線的傳播」的證明？（A）影子與物體有相似的形狀，（B）雨後天空的彩虹，（C）炎熱地面所產生的蜃景，（D）插入水中彎曲的吸管。

14.（　）幾何光學的光線定義何者為真？（A）光線的直徑約 1 mm，（B）任意二條光線交會時會產生干涉現象，（C）光線之間彼此不會發生物理性的變化，（D）光線通過圓孔，將會發生繞射現象。

15.（　）關於光束的描述，何者正確？（A）光束是具有尺寸的光線，（B）從一點朝外發散的光束為同心發散光束，（C）朝一點收斂的光束為同心發散光束，（D）光線彼此間平行者，為同心發散光束。

16.（　）下列何種光束不是同心光束？（A）會聚光束，（B）發散光束，（C）平行光束，（D）像散光束。

四、實像與虛像

17.（　　）教室投影機所投射到螢幕上的影像是？（A）實像，（B）虛像，（C）幻像（mirage），（D）以上皆非。

18.（　　）下列何種條件時將產生虛像（virtual image）？（A）物體置於正薄透鏡前方大於一倍焦距處，（B）物體置於凹球面鏡之曲率中心時，（C）物體置於凸球面鏡前任意位置，（D）物體置於凹球面鏡之焦點時。

19.（　　）何種光學元件觀察物體，可以產生實像也能產生虛像？（A）凸透鏡，（B）凹透鏡，（C）凸球面鏡，（D）稜鏡。

五、光波前（wavefront）：

在均向性物質內，與點光源距離為等光程的所有點，連結成的線（或面），即稱為光波前。光波前與光線相互垂直。

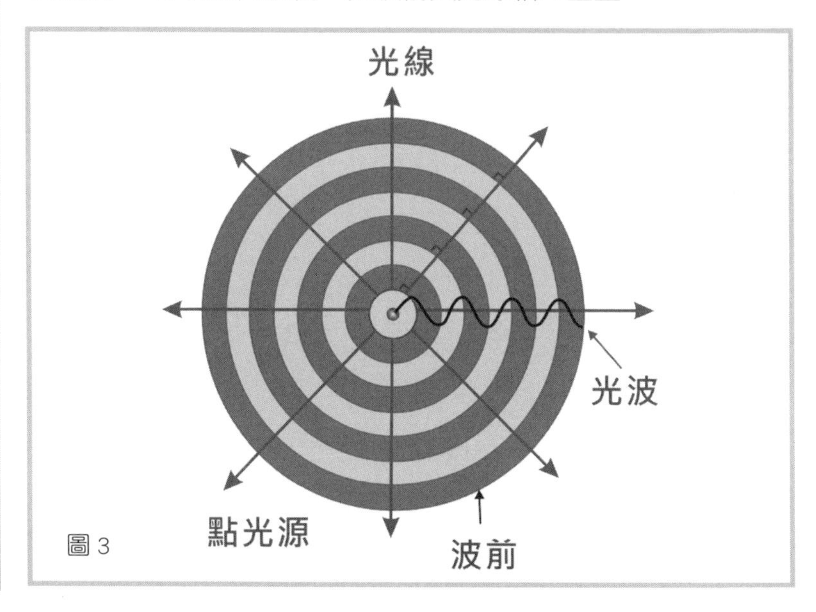

圖 3

20.（　）在均向性介質中，光線與波前的相互關係應為（A）相互垂直，（B）相互平行，（C）相互夾 45° 角，（D）相互夾 60° 角。

21.（　）關於光源與波前的描述何者有誤？（A）點光源的波前為以點光源為中心的球面波，（B）平行光源的光線相互平行，（C）平行光的光波前為垂直於光線的平面波，（D）平行光的光波前為球面波。

六、色散（dispersion）

22.（　　）白光經過三稜鏡，將分散出各種有色的可見光，此現象稱為（A）散射，（B）色散，（C）繞射，（D）干涉。

23.（　　）當光線經由三稜鏡色散時，何種顏色的光偏離法線的角度較大？（A）紅光，（B）藍光，（C）綠光，（D）紫光。

24.（　　）雨後，天空的彩虹是何種光學現象？（A）光的反射，（B）光的折射，（C）光的繞射，（D）光的干涉。

25.（　　）白光通過稜鏡後，不同波長的光將朝向不同的角度偏折，下列敘述何者為實？（A）藍光偏折角度最小，（B）藍光感受到的折射率最小，（C）紅光偏折的角度最小，（D）紅光感受到的折射率最大。

七、聚散度：

視覺光學中，以「聚散度 L」定義光波前之曲率變化，即 $L = \frac{n}{l}$。其中，n 為折射率，l 為光波前與某點（物點、焦點、像點）之距離。

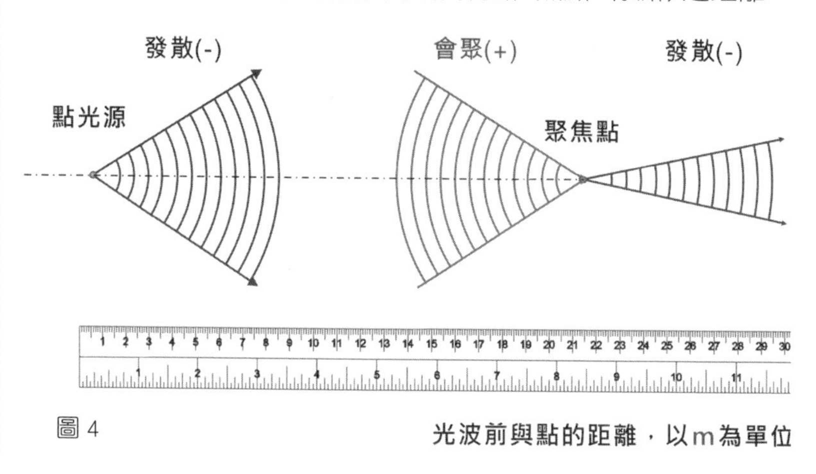

圖 4

26.（　　）視覺光學中常用聚散度（vergence）描述光束的傳播行為，下列何者敘述有誤？（A）聚散度即是波前的曲率，（B）與點光源距離越遠的光波前，聚散度越大，（C）點光源在折射率越高的物質中，聚散度越大，（D）朝向一點收斂的光波前聚散度符號為正（+）。

27.（　　）空氣中（折射率 n = 1），與點光源相距 1 公尺處的光波前，其聚散度 L 為何？（A）1.00D，（B）–1.00D，（C）2.00D，（D）10.00D。

28.（　　）空氣中（折射率 n = 1），與點光源相距 10 公尺處的光波前，其聚散度 L 為何？（A）1.00D，（B）–1.00D，（C）0.10D，（D）–0.10D。

29.（　　）空氣中（折射率 n = 1），若光波前與會聚點相距 0.25 公尺，其聚散度 L 為何？（A）2.50D，（B）–2.5D，（C）4.00D，（D）–4.00D。

30.（　　）一點光源置於水中（折射率 n = 1.333），與點光源相距 1 公尺的光波前，其聚散度 L 為何？（A）1.00D，（B）–1.00D，（C）1.33D，（D）–1.33D。

31.（　　）在水中（n = 1.333），一個與會聚（收斂）點相距 5 公尺的光波前，其聚散度 L 為何？（A）1.33D，（B）–1.33D，（C）0.27D，（D）–0.27D。

32.（　　）在玻璃中（折射率 n = 1.523），與點光源相距 0.3046 公尺的光波前，其聚散度 L 為何？（A）0.30D，（B）1.52D，（C）–5.00D，（D）5.00D。

33.（　　）與水下（n = 1.33）一點光源，相距 11 公分處的聚散度是多少？（A）11.00D，（B）–11.00D，（C）12.00D，（D）–12.00D。

34.（　　）與水下（n = 1.33）一點光源，相距 21 公分處的聚散度是多少？（A）6.33D，（B）–6.33D，（C）21.00D，（D）–21.00D。

35.（　　）在空氣（n = 1）中，與一點光源相距 6 公分處的聚散度是多少？（A）6.00D，（B）–6.00D，（C）16.66D，（D）–16.66D。

36.（　）在空氣（n = 1）中，與一點光源相距 17 英寸處的聚散度是多少？（A）2.32D，（B）–2.32D，（C）6.00D，（D）–6.00D。

37.（　）設光在 A 點的聚散度是 +4.50 D。求在 A 點右（後）後方 14 公分處的 B 點之聚散度為何？（A）+4.80D，（B）–6.00D，（C）8.54D，（D）12.17D。

38.（　）設光在 A 點的聚散度是 +4.50 D。在 A 點右（後）方 43 公分處的 B 點之聚散度為何？（A）–4.80D，（B）–6.00D，（C）8.54D，（D）12.17D。

---

i. 可參考：余紅（主編），《眼鏡光學技術學習指導及習題集》, P. 8, ISBN：9787117157353, 人民衛生出版社（2012）

ii. 可參考：余紅（主編），《眼鏡光學技術學習指導及習題集》, P. 13, ISBN：9787117157353, 人民衛生出版社（2012）

第四章　光的傳播

學習要點

- ✓ 光在單一均向性物質中的傳播。
- ✓ 光在兩種均向性介質中的傳播：折射定律、反射定律、臨界角與全反射、布魯斯特角。

一、光在單一均向性（isotropic）物質中的傳播：

光以直線傳播：

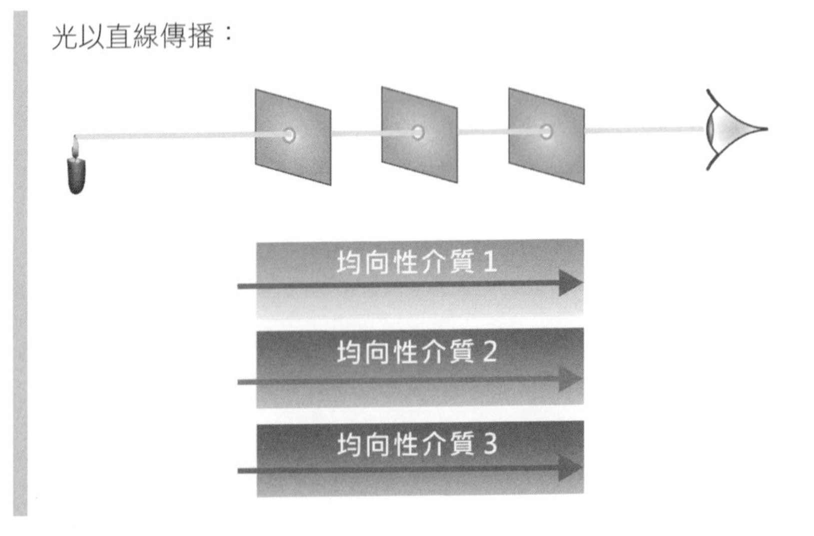

1.（　　）光在均向性（isotropic）物質中傳播時，其行進路徑將為（A）拋物線，（B）直線，（C）橢圓曲線，（D）圓弧線 軌跡。

2.（　　）有關均向性的光學物質之描述，下列何者有誤？（A）該物質的介電常數 ε 和磁導率 μ 在所有方向上是均勻的，（B） 該物質的折射率在各方向上均相同，（C）光在該物質中各方向傳播的速度都相同，（D）光在該物質的快軸上傳播的較快。

3.（　　）下列何者不能算是均向性（isotropic）介質？（A）天然石英，（B）角膜，（C）空氣，（D）房水。

4.（　　）天然石英漸漸被玻璃鏡片取代為眼鏡鏡片的原因是（A）天然石英量少，（B）石英鏡片製作良率低，（C）石英具有雙折射性，（D）以上皆是。

二、光在兩種均向性介質中的傳播：

① 折射定律，② 反射定律，③ 布魯斯特角，
④ 全(內)反射，⑤ 臨界角。

要點提示

光在兩種不同的均向性折射率（$n_1 \neq n_2$）物質間傳播時，將發生折射與反射的現象。當 $n_1 > n_2$，光從高折射率物質（n_1）傳播至低折射率物質（n_2）時，將可能發生全反射。視光學中的前房角鏡檢查，即是以全反射的原理對角膜與虹膜之間的接觸角進行細部的檢視，以評估眼內的引流系統（internal drainage system）正常與否。

（一）司乃耳（Snell's law）折射定律

參考下圖，當光線由一折射率為 n_1 的介質傳播至另一折射率為 n_2 的介質，且 $n_1 \neq n_2$，光線的傳播方向（角度）將會改變，此變化可表為：

$$n_1 \sin \theta_1 = n_2 \sin \theta_2$$

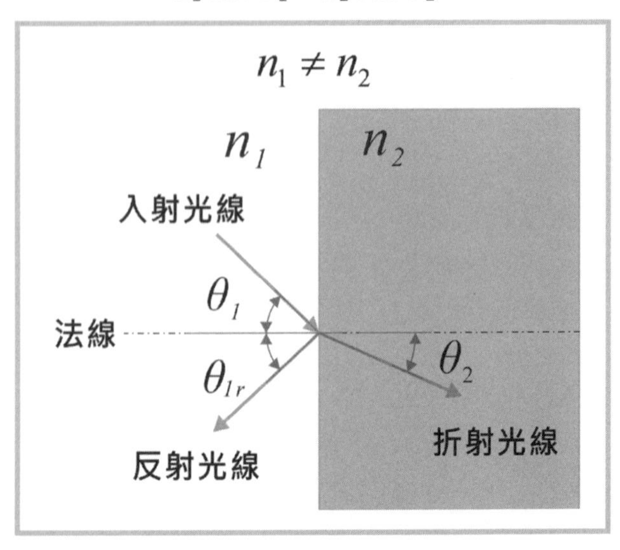

5.（　　）一光線以 θ_1 角度由折射率 n_1 的介質入射到另一折射率為 n_2 的介質，若量測出光在 n_2 介質的折射角 θ_2，請問其關係可表為？（A）$n_2 = \frac{n_1 \sin\theta_2}{\sin\theta_1}$，（B）$n_1 = n_2 \sin\theta_1 \sin\theta_2$，（C）$n_2 = n_1 \sin\theta_1 \sin\theta_2$，（D）$n_1 = \frac{n_2 \sin\theta_2}{\sin\theta_1}$。[i]

6.（　　）基於司乃耳定律，影響光線在介面彎折的主要因素為（A）兩個介質的折射率，（B）介面的反射性質，（C）法線，（D）陽光。[i]

7.（　　）一光線照射一置於空氣（折射率 n = 1）中，兩面平行的透明玻璃平板。若入射角為 8°，透明玻璃平板的厚度是 5 cm 且折射率為 1.5。求透射光穿過玻璃平板時的夾角應為何？（A）5°，（B）5.3°，（C）8°，（D）12°。

8.（　　）光線以45° 角，從折射率（n = 1）的空氣，入射到折射率（n = 1.523）的玻璃中，求其折射角將為何？（A）60°，（B）75°，（C）45°，（D）28°。

9.（　　）光線以30° 角，從折射率（n = 1）的空氣，入射到折射率（n = 1.523）的玻璃中，求其折射角將為何？（A）19.2°，（B）30°，（C）45°，（D）60°。

10.（　　）光線以45° 角，從折射率（n = 1.33）的水中，入射到折射率（n=1）的空氣中，求其折射角將為何？（A）19.2°，（B）25.4°，（C）45°，（D）70°。

（二）司乃耳折射定律的小角度近似：

參考下圖，當光發生折射時，若入射角 θ_1 非常小（即 $\theta_1 \rightarrow 0^\circ$）時，角度的正弦值將與角度相近，即 $\sin\theta_1 \approx \theta_1$，$\sin\theta_2 \approx \theta_2$，斯涅耳折射定律 $n_1 \sin\theta_1 = n_2 \sin\theta_2$ 可以近似的表為 $n_1\theta_1 = n_2\theta_2$。

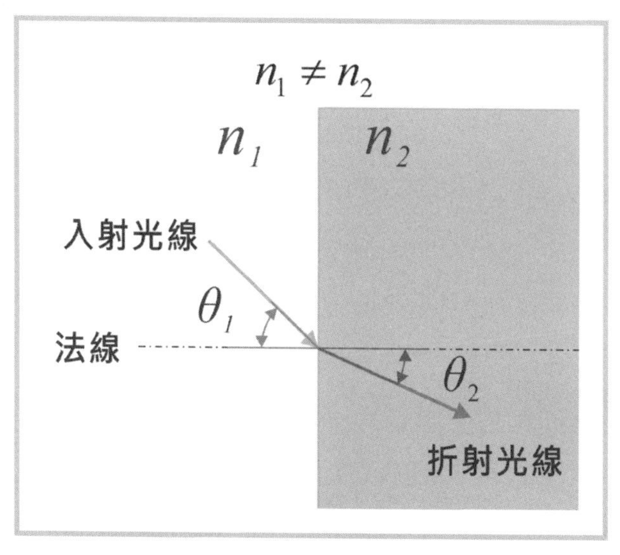

若 $\theta_1 \rightarrow 0^\circ$，則 $n_1\theta_1 = n_2\theta_2$

11.（　）光線以 10° 角，從折射率（$n_1 = 1$）的空氣，入射另一折射率為 n_2 的物質，若測得其折射角為 5°，則該物質之折射率 n_2 應為？（A）1.523，（B）1.6，（C）1.64，（D）2。

12.（　　）光線以 6° 角，從一未知折射率（n_1）的物質，朝水（n_2 = 1.33）中入射，若測得其折射角為 12°，則該未知物質之折射率 n_1 應為？（A）1.523，（B）1.77，（C）2.6，（D）2.8。

13.（　　）光線以 10° 角，從折射率 n_1 = 1 的空氣朝向折射率 n_2 = 1.376 的眼角膜入射，求其折射角為何？（A）4.5°，（B）6.3°，（C）7.3°，（D）11.2°。

14.（　　）光線以 8° 角，從一未知折射率（n_1）的物質，朝一折射率 n_2 = 1.5 的玻璃中入射。若測得其折射角為 θ_2 = 10°，則該未知物質之折射率 n_1 應為？（A）1.45，（B）1.52，（C）1.87，（D）1.93。

（三）司乃耳反射定律：

當光傳播過程發生反射時，由於入射光與反射光均在同一物質中（即 $n_1 = n_2$），由司乃耳定律可得：入射角（θ_1）= 反射角（θ_2）

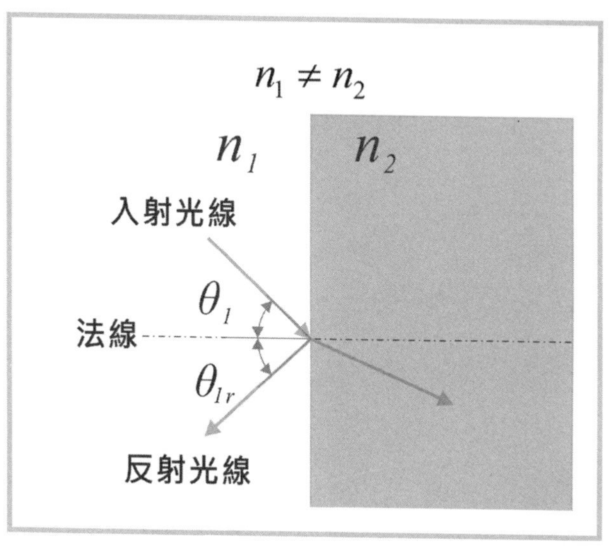

$\theta_1 = \theta_{1r}$

15.（　）光線從折射率 n = 1 的空氣，以 30° 角入射至一平面反射鏡，求其反射光與法線之夾角將為何？（A）60°，（B）30°，（C）45°，（D）28°。

16.（　）光線從折射率為 1 的空氣，以 45° 角入射到折射率為 1.523 的玻璃中，求其反射角將為何？（A）60°，（B）75°，（C）45°，（D）28°。

17. (　　) 光線以 15° 角，從折射率 n = 1 的空氣，入射到折射率 n = 1.523 的玻璃中，求其反射角將為何？（A）15°，（B）30°，（C）45°，（D）60°。

18. (　　) 光線以 45° 角，從折射率（n = 1.33）的水中，入射到折射率（n = 1）的空氣中，求其反射角將為何？（A）19.2°，（B）25.4°，（C）45°，（D）70°。

（四）布魯斯特角：

光以布魯斯特角入射至不同折射率物質時，僅有水平偏振光會被反射。而，布魯斯特角 $\theta_B = \tan^{-1}(\frac{n_2}{n_1})$ 。

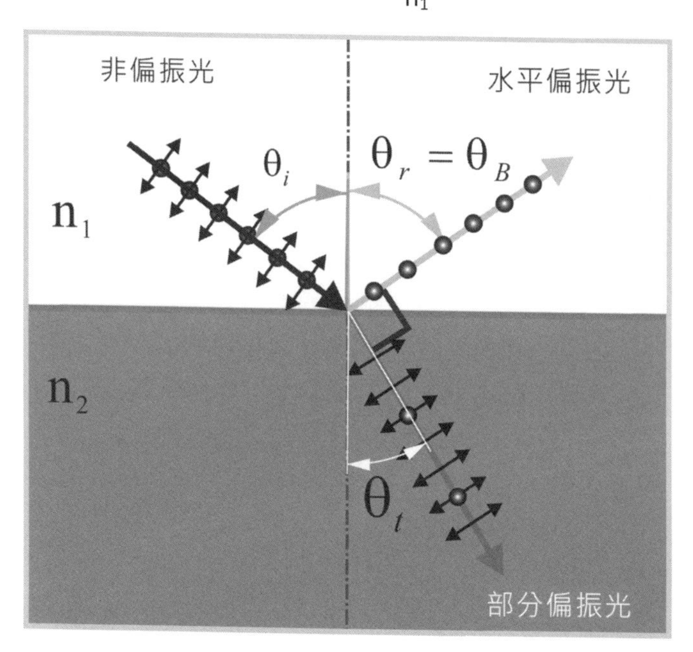

19.（　）非偏振之光線從折射率 n = 1 的空氣，入射到折射率 n = 1.523 的玻璃中，求其布魯斯特角為何？（A）45.37° ，（B）53.06° ，（C）56.71° ，（D）61.53° 。

20.（　）非偏振之光線從折射率 n = 1 的空氣，入射到折射率 n = 1.33 的水中，求其布魯斯特角為何？（A）44.2° ，（B）53.06° ，（C）56.71° ，（D）61.53° 。

21.（　）非偏振之光線從折射率 n = 1.336 的淚液向折射率 n = 1.376 的眼角膜入射，其布魯斯特角為何？（A）44.2°，（B）45.8°，（C）56.71°，（D）61.53°。

22.（　）非偏振之光線從折射率 n = 1.376 的角膜向折射率 n = 1.336 的房水入射，其布魯斯特角為何？（A）44.2°，（B）45.8°，（C）56.71°，（D）61.53°。

23.（　）非偏振之光線從折射率 n = 1 的空氣入射至折射率 n = 1.376 的眼角膜後，形成部分偏振光的角度為何？（A）52.71°，（B）53.06°，（C）54°，（D）56.13°。

24.（　）若入射光的偏振方向平行於主平面（principle plane），以56.71° 從折射率 $n = 1$ 的空氣，入射到折射率 $n = 1.523$ 的玻璃，其反射光將與法線夾角為？（A）30.25°，（B）45.37°，（C）56.71°，（D）幾乎無反射光。

25.（　）一光線由折射率 $n_1 = 1$ 的空氣，射入折射率 $n_2 = 1.33$ 的水中，請問其布魯斯特角 θ_B 應為何？（A）30°，（B）45°，（C）53°，（D）62°。

26.（　）一光線由折射率 $n_1 = 1$ 的空氣，射入折射率 $n_2 = 1.5$ 的玻璃中，請問其布魯斯特角 θ_B 應為何？（A）45°，（B）51°，（C）56°，（D）65°。

（五）臨界角（critical angle）：

光線由折射率高的 n_1 入射至折射率低的 n_2 介質，當入射角為臨界角（θ_C）時，其折射光線將沿著界面（$\theta_2 = 90°$）傳播。此臨界角可以表為：

$$\theta_{c（臨界角）} = \sin^{-1}\left(\frac{n_2}{n_1}\right)$$

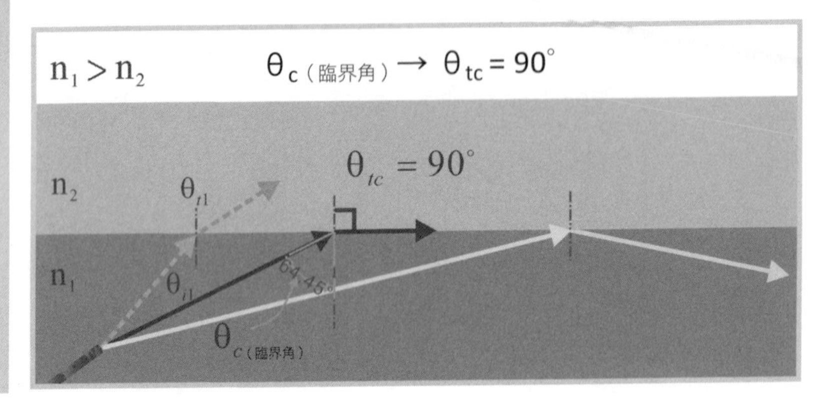

27.（　）請問光從 $n_1 = 1.33$ 的水入射到 $n_2 = 1$ 的空氣時，求其臨界角 θ_C 應為幾度？（A）30°，（B）40°，（C）49°，（D）60°。

28.（　）請問光從 $n_1 = 1.523$ 的玻璃入射到 $n_2 = 1$ 的空氣時，求其臨界角 θ_C 應為幾度？（A）30°，（B）41°，（C）49.2°，（D）60°。

（六）全反射：

光線由折射率高的 n_1 入射至折射率低的 n_2 介質，當入射角大於臨界角時，即 $\theta_i > \theta_C$，折射光線會全部反射回折射率高的介質（n_1）中，稱為全內反射（TIR）現象。

29.（　）請問光從 $n_1 = 1.64$ 的玻璃入射到 $n_2 = 1$ 的空氣時，假設其臨界角 $\theta_C = 37.6°$，請問光以何種角度入射時，會發生全反射？（A）25°，（B）35°，（C）37°，（D）45°。

30.（　）請問光從 n_1 介質入射到 n_2 介質時，下列何種狀況可能發生「全反射」現象？（A）$n_1 > n_2$，（B）$n_1 < n_2$，（C）$n_1 = n_2$，（D）都不可能。

31.（　）有四種透光物質：$n_1 = 1.44$ 的 PMMA、$n_2 = 1.523$ 的皇冠玻璃、$n_3 = 1.64$ 的火石玻璃、$n_4 = 2.2$ 的二氧化矽鏡片，請問光在何種條件下會發生全反射？（A）光由皇冠玻璃至火石玻璃，（B）光由皇冠玻璃至二氧化矽鏡片，（C）光由火石玻璃至 PMMA，（D）光由 PMMA 至二氧化矽鏡片。

32.（　）光從 $n_1 = 1.64$ 的玻璃入射到 $n_2 = 1$ 的空氣，下列何種入射角 θ_i 不會發生全反射？（A）46°，（B）42°，（C）38°，（D）37°。

（七）介質表面的反射率與穿透率：

光由折射率 n_1 的物質垂直入射至折射率 n_2 的物質時，其介面的反射係數 $r = \frac{n_1 - n_2}{n_1 + n_2}$，其反射率 $R = r^2$，即 $R = (\frac{n_1 - n_2}{n_1 + n_2})^2$。

穿透率：光由折射率 n_1 的物質垂直入射至折射率 n_2 的物質時，其介面的穿透係數 $t = \frac{2n_1}{n_1 + n_2}$，其穿透率 $T = t^2$，即 $T = (\frac{2n_1}{n_1 + n_2})^2$。

33.（　）關於光在不同折射率的透明物質間傳播時的表面反射率 R，下列敘述何者為真？（A）在界面前、後折射率的差越大，其反射率越小，（B）反射率與折射率差的平方成正比，（C）反射率與折射率差的平方成反比，（D）以上皆非。

34.（　）光線由折射率為 1 的空氣朝折射率為 1.5 的玻璃傳播，在玻璃前表面將有多少的反射率？（A）1.5%，（B）2%，（C）4%，（D）10%。

35.（　）10 mW 的光由折射率為 1 的空氣，通過折射率為 1.5 的玻璃板後，傳播至折射率為 1 的空氣中，請問其通過玻璃後表面的光能量穿透率 t_2 為何？（A）96%，（B）94%，（C）92%，（D）90%。

（八）視深與實深：

當光源與眼睛所在的介質折射率不同時，眼睛所視物的深度（視深），將因折射而使之與物體實際深度（實深）不同。在近軸條件時，可以表為 $\frac{視深}{n_{眼}}=\frac{實深}{n_{物}}$；若眼睛在空氣中（$n_{眼}=1$）觀測物體，則視深 $=\frac{實深}{n_{物}}$ 。

36.（　）由於折射的關係，導致游泳池的深度在視覺上看起來：（A）較淺，（B）較深，（C）較暗，（D）較亮。[ii]

37.（　）一隻魚在水族箱內距離一側邊緣 20 cm。當小華自水族箱外向水族箱裡看時，所觀察到魚與箱邊緣之間有多遠的距離（水的折射率為 1.33）？（A）15 cm，（B）20 cm，（C）27 cm，（D）40 cm。

38.（　）一個硬幣被放在矽油（n = 1.4）的底部，總深度為 50 cm。當由上往下觀察時，硬幣看起來應距離液面多深？（A）28 cm，（B）36 cm，（C）41 cm，（D）52 cm。

39.（　）一個人從空氣中，朝向水（n = 1.33）中觀測一與水面相距 1 m 的魚。請問：其視覺上所看到的魚，看起來應距離液面多深？（A）54 cm，（B）75 cm，（C）80 cm，（D）90 cm。

---

i. Aaron V. Shukla, "Clinical optics primer for ophthalmic medical personnel: a guide to laws, formulae, calculations, and clinical applications", P. 42, ISBN 978-1-55642-899-9, SLACK Incorporated (2009)

ii. Aaron V. Shukla, "Clinical optics primer for ophthalmic medical personnel: a guide to laws, formulae, calculations, and clinical applications", P. 41, ISBN 978-1-55642-899-9, SLACK Incorporated (2009)

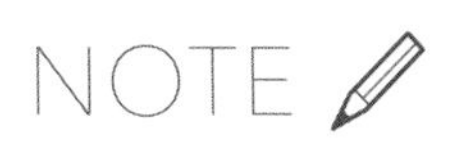
NOTE

第貳篇
鏡片光學

第 五 章　反 射 鏡

學習要點

- ✓ 平面反射鏡：平面鏡的屈光力與反射特性、物與像的關係。
- ✓ 球面反射鏡：球面反射鏡的屈光力、焦距與曲率半徑關係、實或虛焦點區分、實像與虛像區分、物距與像距關係、放大率。（詳細內容可見《配鏡學總論：鏡片應用篇》第 12 章）

一、平面反射鏡

① 平面反射鏡，是屈光力等於零的反射光學元件。其主要構造：一面為透光物質（如玻璃），另一面則鍍反射膜，光線入射其表面，將被反射回原物質中。

② 光經過平面鏡反射後，遵守司乃耳反射定律，入射角 = 反射角，即 $\theta_i = \theta_r$，且物距 = 像距，$\overline{AM} = \overline{A'M}$（參考圖 1）。

③ 光線的反射，依據被照物體表面特性，可區分為：（1）光滑表面的鏡面反射，（2）粗糙表面的漫反射等二類。

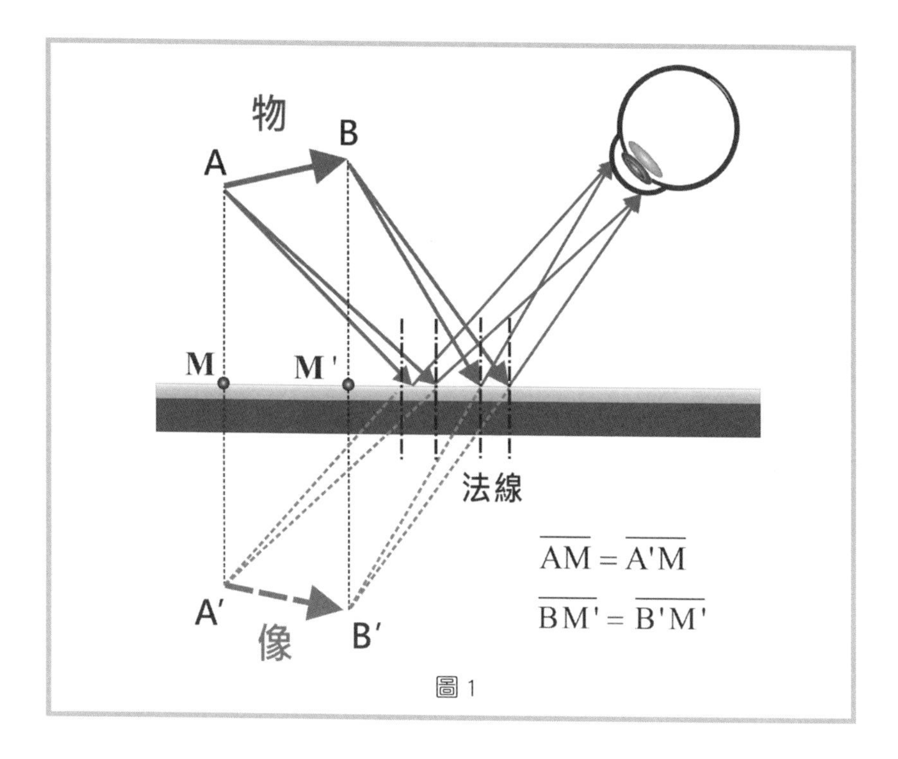

圖 1

（一）平面鏡的屈光力與特性

1.（　　）平面反射鏡的屈光能力應為（A）無屈光力，（B）球面鏡的一半，（C）球面鏡的 2 倍，（D）不一定。

2.（　　）平面鏡的影像是（A）實像，（B）虛像，（C）幻象，（D）無法確知。

3.（　　）光照射到光滑平整的表面將會產生（A）漫反射，（B）散射，（C）鏡面反射，（D）繞射。

4.（　　）下列何種物體受光照射後，不會產生漫反射？（A）拋光的化妝鏡，（B）樹葉，（C）牆壁，（D）衣服。

（二）平面鏡的物像關係

5.（　　）當一個人站在平面鏡前 50 公分時，這個人的影像會位於鏡子後面多遠的距離？（A）25 公分，（B）30 公分，（C）50 公分，（D）100 公分。

6.（　　）小華面對一平面反射鏡前方 20 cm 處站立，其頭頂上方 5 cm 處有一蝴蝶，請問小華眼睛看到蝴蝶在鏡中的像，與鏡子表面相距幾公分？（A）10 cm，（B）15 cm，（C）20 cm 處，（D）25 cm。

7.（　　）對於平面反射鏡的物與像關係，下列何者有誤？（A）上下同向，（B）左右同向，（C）左右反向，（D）前後相對。

8.（　　）有一束雷射光以 45° 照射一平面鏡，請問其反射光線將與鏡面的法線夾多少度？（A）75°，（B）60°，（C）45°，（D）32.8°。

9.（　　）當你距離平面反射鏡表面 50 公分遠的位置看自己時。你在鏡子裡的影像將距離你（A）50 公分，（B）100 公分，（C）150 公分，（D）200 公分。

二、球面反射鏡

① 球面反射鏡為具有曲率之反射面鏡，區分為凹球面鏡與凸球面鏡二種。

② 與球面鏡之光軸平行的光線，經鏡面反射後將會聚於焦點；凹球面鏡具有實焦點，凸球面鏡則有虛焦點。

③ 標準光線追跡圖中，在近軸條件下，球面鏡之焦距 f 為曲率半徑 r 之一半，亦即 $f = \frac{-r}{2}$。

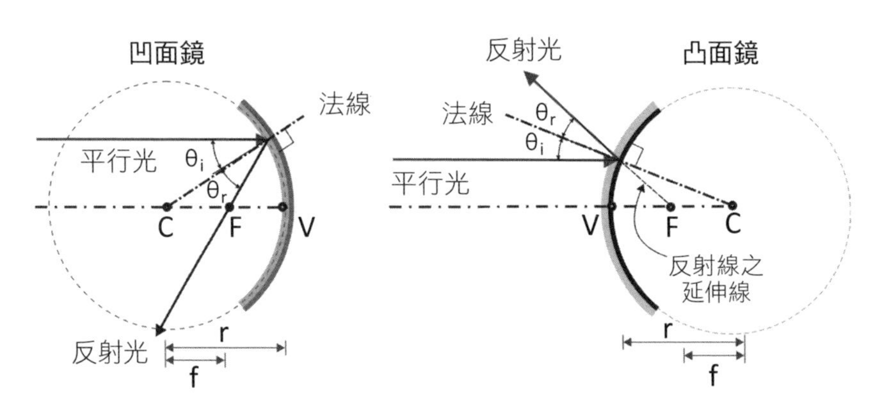

圖 2

（三）球面鏡的性質

10.（　）請問一般在巷口設置用以減少視覺死角的光學元件是？（A）凸透鏡，（B）凸球面反射鏡，（C）凹球面反射鏡，（D）平面反射鏡。

11.（　）請問何種反射鏡，有可能造成放大的影像？（A）平面反射鏡，（B）凸球面反射鏡，（C）凹球面反射鏡，（D）以上皆是。

12.（　）請問汽機車的大燈燈罩內所用的光學元件是？（A）凸透鏡，（B）凹球面反射鏡，（C）凸球面反射鏡，（D）平面反射鏡。

13.（　）對球面反射鏡的光線追跡公式中，一般定義光線傳播的方向規則為（A）由右至左為正，（B）由左至右為正，（C）由左至右為負，（D）不一定。

（四）球面透鏡的焦距 f 與曲率半徑 r

14.（　　）在標準光線追跡圖中，凹面鏡的焦點位於：（A）鏡子表面的切線上，（B）鏡子表面的左邊，（C）鏡子表面的右邊，（D）鏡子表面的頂點。

15.（　　）在標準光線追跡圖中，凸面鏡的焦點位於：（A）鏡子表面的切線上，（B）鏡子表面的左邊，（C）鏡子表面的右邊，（D）鏡子表面的頂點。

16.（　　）在標準光線追跡圖中，一個凹球面反射鏡的焦距 f 為 25 cm，其曲率半徑 r 應為（A）–25 cm（在鏡面左側），（B）+25 cm（在鏡面右側），（C）–50 cm（在鏡面左側），（D）+50 cm（在鏡面右側）。

17.（　　）在標準光線追跡圖中，一個凸球面反射鏡的焦距 f 為 –25 cm，其曲率半徑 r 應為（A）–25 cm（在鏡面左側），（B）+25 cm（在鏡面右側），（C）–50 cm（在鏡面左側），（D）+50 cm（在鏡面右側）。

18.（　　）在標準光線追跡圖中，一個凹球面反射鏡的曲率半徑 r 為 –40 cm，其焦距 f 應為（A）+20 cm（在鏡面左側），（B）–20 cm（在鏡面右側），（C）+40 cm（在鏡面左側），（D）–40 cm（在鏡面右側）。

19.（　　）在標準光線追跡圖中，一個凸球面反射鏡的曲率半徑 r 為 40 cm，其焦距 f 應為（A）+20 cm（在鏡面左側），（B）–20 cm（在鏡面右側），（C）+40 cm（在鏡面左側），（D）–40 cm（在鏡面右側）。

（五）球面反射鏡的屈光力

20.（　　）凸球面反射面鏡的屈光性質等效於（A）平面反射鏡的無聚散，（B）凹透鏡的負聚散，（C）凸透鏡的正聚散，（D）稜鏡的偏向與色散。

21.（　　）凹球面反射面鏡的屈光性質等效於（A）平面反射鏡的無聚散，（B）凹透鏡的負聚散，（C）凸透鏡的正聚散，（D）稜鏡的偏向與色散。

22.（　　）凹球面反射鏡將（A）不改變從其反射光線的聚散度，（B）增加從其反射的光線的正聚散度，（C）增加從其反射的光線的負聚散度，（D）產生實像。

23.（　　）一凸球面反射鏡的焦點位於鏡面右側 20 cm。此鏡子的屈光力為（A）–5.00D，（B）5.00D，（C）–20.00D，（D）20.00D。

24.（　　）一凹球面反射鏡的焦點位於鏡面左側 10 cm。此鏡子的屈光力為（A）−10.00D，（B）10.00D，（C）−20.00D，（D）20.00D。

25.（　　）在標準光線追跡圖中，球面鏡的曲率中心位於鏡面右側 20 cm。則此球面鏡的屈光力為（A）10.00D，（B）−10.00D，（C）20.00D，（D）−20.00D。

26.（　　）在標準光線追跡圖中，球面鏡的曲率中心位於鏡子左側 40 cm。此球面鏡的屈光力為（A）5.00D，（B）−5.00D，（C）10.00D，（D）−10.00D。

（六）球面鏡的物像關係

27.（　　）通過凹球面反射鏡焦點的光線（A）其反射光將會通過焦點，（B）沿原來路徑反射，（C）當入射光線在軸線上方時，會遵循相同路徑在軸線下方反射，（D）平行於軸線反射。

28.（　　）在標準光線追跡圖中，凸球面反射鏡的焦點 f 將在（A）在鏡面的切線上，（B）在鏡面的左邊，（C）在鏡面的右邊，（D）在鏡面的頂點。

29.（　　）平行於球面反射鏡軸線入射的光線，其反射光線（A）將通過焦點，或從焦點反射出，（B）平行於軸線射出，（C）當入射光線在軸線上方時，會遵循相同路徑在軸線下方反射，（D）沿原來路徑反射。

30.（　　）在標準光線追跡法中，球面反射鏡的正尺寸影像意指（A）影像在鏡面的右邊形成，（B）影像在鏡面的左邊形成，（C）影像在軸下方形成，（D）影像在軸上方形成。

31. ( ) 欲利用光線追跡來找到球面反射鏡的成像位置，入射至鏡面頂點的光線其反射光線（A）將通過焦點，或自焦點反射，（B）將平行於軸線，（C）與軸線的夾角將會與入射光與軸線夾角相等，但分別位在軸線兩側，（D）通過曲率中心。

32. ( ) 對於球面反射鏡的光線追跡，穿過曲率中心的光線（A）反射光通過焦點，或來自焦點反射，（B）平行於軸線反射，（C）沿原來路徑反射，（D）當入射光線在軸線上方時，會遵循相同路徑在軸線下方反射。[i]

33. ( ) 如果將物體放置於距離焦距為 15 cm 的凸球面反射鏡左側 12 cm 處，所形成的影像將會在（A）鏡面左邊 60 cm 處，（B）鏡面右邊 60 cm 處，（C）鏡面右邊 6.7 cm 處，（D）鏡面左邊 6.7 cm 處。[i]

34.（　　）如果將物體放置於距離焦距為 10 cm 的凹球面反射鏡左側 20 cm 處，所形成的影像將會在（A） 鏡面右側 10 cm，（B）鏡面左側 10 cm，（C）鏡面右側 20 cm，（D）鏡面左側 20 cm。

35.（　　）一物體放置在一焦距為 +25 cm 的球面鏡面鏡左側 6 cm，其所形成的影像將（A） 在鏡子右側的放大虛像，（B）在鏡子左側的縮小虛像，（C）在鏡子右側的放大實像，（D）在鏡子左側的縮小實像。[ii]

（七）球面反射鏡的放大率

36.（　　）一物體放置在凹反射鏡的曲率中心與焦點之間，其所形成的影像為（A）鏡子左邊的縮小實像，（B）鏡子左邊的放大實像，（C）在鏡子右邊的縮小虛像，（D）在鏡子左邊的縮小虛像。

37.（　　）使用公式計算特定曲面鏡的影像大小和位置時，若知道放大率 M 為 –1.5。這表示（A）在軸下方，倒立且放大的影像，（B）在軸上方，縮小且正立的影像，（C）在軸下方，縮小且倒立的影像，（D）在軸上方，放大且正立的影像。

---

i. Ellen Stoner, Patricia Perkins, Roy Ferguson, "OPTICAL FORMULAS TUTORIAL", P. 206, Second Edition, ISBN-13: 978-0-7506-7504-8 (2005)

ii. Ellen Stoner, Patricia Perkins, Roy Ferguson, "OPTICAL FORMULAS TUTORIAL", P.207, Second Edition, ISBN-13: 978-0-7506-7504-8 (2005)

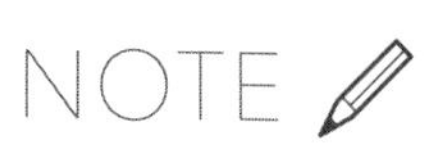
NOTE

第六章　薄球面透鏡

學習要點

- ✓ 單球面透光物的面屈光力、焦點區分、曲率半徑 r 與屈光力 P、物像關係、橫（側）向放大率。
- ✓ 薄球面透鏡的分類、焦點區分、曲率半徑 r 與屈光力 P 與焦距 f、物像關係、橫（側）向放大率。

一、單球面透光物表面的屈光

① 平行光自折射率 n_1 的物質，朝向一個表面曲率半徑 r 且折射率為 n_2 的透光物質傳播，該球形表面所具有的屈光力 F，將為其折射率差及其球面曲率的乘積，亦即：$P = (n_2 - n_1)(\frac{1}{r})$ 。

② 單球面透光物質將在該表面的兩側各有一個焦點，凸球面者為實焦點，凹球面者為虛焦點。

③ 若平行光由「像（右）方朝物（左）方」傳播，光線所匯聚成的即是第 1 焦點。若平行光由「物（左）方朝像（右）方」傳播，光線所匯聚成的即是第 2 焦點。

④ 其焦距與焦點所在物質之折射率成正比，與屈光力成反比，亦即：$f = \frac{n}{P}$。

⑤ 單球面之曲率半徑 r：欲研磨出一表面屈光力 P 的球面透光物質，所需要之夾具的曲率半徑 r，須為：$r = \frac{n-1}{P}$。

⑥ 單球面透光物的橫（側）向放大率等於其「像的聚散度與物的聚散度之比值」，亦即：$M_T = \frac{L_o}{L_i}$ 。

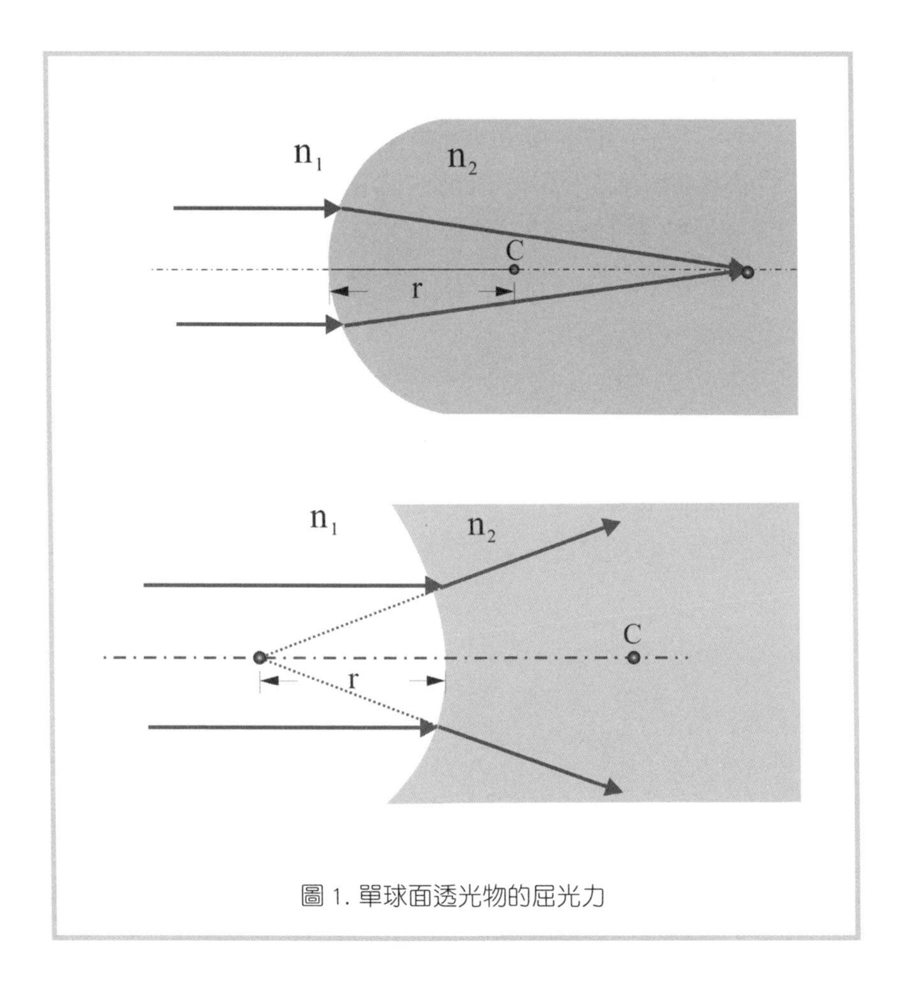

圖 1. 單球面透光物的屈光力

（一）單球面的屈光特性

1. （　　）平行光由折射率 $n_1 = 1$ 的空氣，朝向一折射率 $n_2 = 1.5$ 且曲率半徑 $r = +10$ cm 的玻璃中傳播，請問其光線將會（A）發散，（B）會聚，（C）平行，（D）變成拋物線　射出。

2. （　　）平行光由折射率 $n_1 = 1.5$ 且曲率半徑 $r = +10$ cm 的玻璃，朝向空氣（$n_2 = 1$）傳播中，請問其光線將會（A）發散，（B）會聚，（C）平行，（D）變成拋物線　射出。

3. （　　）平行光由折射率 $n_1 = 1.5$ 且曲率半徑 $r = -10$ cm 的玻璃，朝向空氣（$n_2 = 1$）傳播中，請問其光線將會（A）發散，（B）會聚，（C）平行，（D）變成拋物線　射出。

4. （　　）平行光自空氣（$n_1 = 1$）中，由左朝右經過一曲率半徑是 -15 cm 且折射率 $n_2 = 1.5$ 的玻璃球面，請問此光線將（A）會聚，（B）變成拋物線，（C）發散，（D）平行　射出。

5. （　　）平行光由折射率 $n_1 = 1$ 的空氣，入射至一折射率 $n_2 = 1.5$ 且屈光力 F = 10.00D 的玻璃，請問其光線將會（A）發散，（B）會聚，（C）平行，（D）變成拋物線　射出。

6.（　　）平行光由折射率 $n_1 = 1$ 的空氣，入射至一折射率 $n_2 = 1.5$ 且屈光力 $F = -10.00D$ 的玻璃，請問其光線將會（A）發散，（B）會聚，（C）平行，（D）變成拋物線　射出。

7.（　　）平行光由折射率 $n_1 = 1.5$ 且屈光力 $F = 10.00D$ 的玻璃，入射至空氣（$n_2 = 1$）中，請問其光線將會（A）發散，（B）會聚，（C）平行，（D）變成拋物線　射出。

8.（　　）平行光由折射率 $n_1 = 1.5$ 且屈光力 $F = -10.00D$ 的玻璃，入射至空氣（$n_2 = 1$）中，請問其光線將會（A）發散，（B）會聚，（C）平行，（D）變成拋物線　射出。[i]

（二）單球面的焦點區分

9.（　　）平行光由折射率 $n_1 = 1$ 的空氣，由左向右朝一折射率 $n_2 = 1.5$ 且曲率半徑 $r = +10$ cm 的玻璃中傳播，請問其焦點為？（A）第 1 實焦點，（B）第 2 實焦點，（C）第 1 虛焦點，（D）第 2 虛焦點。

10.（　　）平行光由折射率 $n_1 = 1$ 的空氣，由左向右朝一折射率 $n_2 = 1.5$ 且曲率半徑 $r = -10$ cm 的玻璃中傳播，請問其焦點為？（A）第 1 實焦點，（B）第 2 實焦點，（C）第 1 虛焦點，（D）第 2 虛焦點。

11.（　　）平行光由折射率 $n_1 = 1.5$ 且曲率半徑 $r = +10$ cm 的玻璃中，由右向左朝折射率 $n_2 = 1$ 的空氣傳播，請問其焦點為？（A）第 1 實焦點，（B）第 2 實焦點，（C）第 1 虛焦點，（D）第 2 虛焦點。

12.（　　）平行光由折射率 $n_1 = 1.5$ 且曲率半徑 $r = -10$ cm 的玻璃中，由右向左朝折射率 $n_2 = 1$ 的空氣傳播，請問其焦點為？（A）第 1 實焦點，（B）第 2 實焦點，（C）第 1 虛焦點，（D）第 2 虛焦點。

（三）單球面的焦點與焦距 f

13.（　）平行光線由左朝右，自空氣（折射率 n_1 = 1）經過面屈光力 F = −10.00D 球面，入射至玻璃（n_2 = 1.5）中，請問該球面第 2 焦點應為？（A）實焦點且位於球面左側，（B）實焦點且位於球面右側，（C）虛焦點且位於球面左側，（D）虛焦點且位於球面右側。

14.（　）平行光線由左朝右，自空氣（折射率 n_1 = 1）經過面屈光力 F = +10.00D 球面，入射至玻璃（n_2 = 1.5）中，請問該球面第 2 焦點應為？（A）實焦點且位於球面左側，（B）實焦點且位於球面右側，（C）虛焦點且位於球面左側，（D）虛焦點且位於球面右側。

15.（　）平行光線由右朝左，自空氣（折射率 n_1 = 1）經過面屈光力 F = −10.00D 球面，入射至玻璃（n_2 = 1.5）中，請問該球面第 1 焦點應為？（A）實焦點且位於球面左側，（B）實焦點且位於球面右側，（C）虛焦點且位於球面左側，（D）虛焦點且位於球面右側。

16.（　）平行光線由右朝左，自空氣（折射率 n_1 = 1）經過面屈光力 F = +10.00D 球面，入射至玻璃（n_2 = 1.5）中，請問該球面第 1 焦點應為？（A）實焦點且位於球面左側，（B）實焦點且位於球面右側，（C）虛焦點且位於球面左側，（D）虛焦點且位於球面右側。

17.（　）平行光線自空氣（n_1 = 1）中，由左朝右入射至折射率（n_2 = 1.5）且面屈光力 F = 10.00D 的玻璃，請問該球面玻璃的第 2 焦距 f_2（A）在鏡面左側 10 cm，（B）在鏡面右側 10 cm，（C）在鏡面右側 15 cm，（D）在鏡面左側 15 cm。

18.（　）平行光線自空氣（n_1 = 1）中，由左朝右入射至折射率（n_2 = 1.5）且面屈光力 F = −10.00D 的玻璃，請問該球面玻璃的第 2 焦距 f_2（A）在鏡面左側 10 cm，（B）在鏡面右側 10 cm，（C）在鏡面左側 15 cm，（D）在鏡面右側 15 cm。

19.（　）平行光線由右向左，自折射率（n_2 = 1.5）且面屈光力 F = 10.00D 的玻璃中，入射至空氣（n_1 = 1），請問該球面玻璃的第 1 焦距 f_1（A）在鏡面左側 10 cm，（B）在鏡面右側 10 cm，（C）在鏡面左側 15 cm，（D）在鏡面右側 15 cm。

20.（　）平行光線由右向左，自折射率（n_2 = 1.5）且面屈光力 F = −10.00D 的玻璃中，入射至空氣（n_1 = 1），請問該球面玻璃的第 1 焦距 f_1（A）在鏡面左側 10 cm，（B）在鏡面右側 10 cm，（C）在鏡面左側 15 cm，（D）在鏡面右側 15 cm。

（四）面屈光力 F

21.（　）平行光線自空氣（$n_1 = 1$）中，由左朝右經過一曲率半徑是 15 cm 且折射率 $n_2= 1.52$ 的皇冠玻璃球面，請問球面的屈光力為（A）1.00D，（B）−1.50D，（C）2.65D，（D）3.47D。

22.（　）平行光自空氣（$n_1 = 1$）中，由左朝右經過一曲率半徑是 −20 cm 且折射率 $n_2 = 1.52$ 的皇冠玻璃球面，請問該球面的屈光力為？（A）2.00D，（B）−2.00D，（C）2.60D，（D）−2.60D。

二、薄球面透鏡

① **定義：**薄透鏡為一前、後均為球形表面的透光物質，且其中央厚度薄到可忽略不計者，稱之。

② 薄球面透鏡的分類，可參考下表：

	凸透鏡	凹透鏡
厚度 （光軸通過透鏡前後表面的交點間距）	中央厚、邊緣薄	中央薄、邊緣厚
對光的聚散	正聚散	負聚散
正或負	正透鏡	負透鏡
符號	↕	)(

③ **薄球面透鏡名稱：**

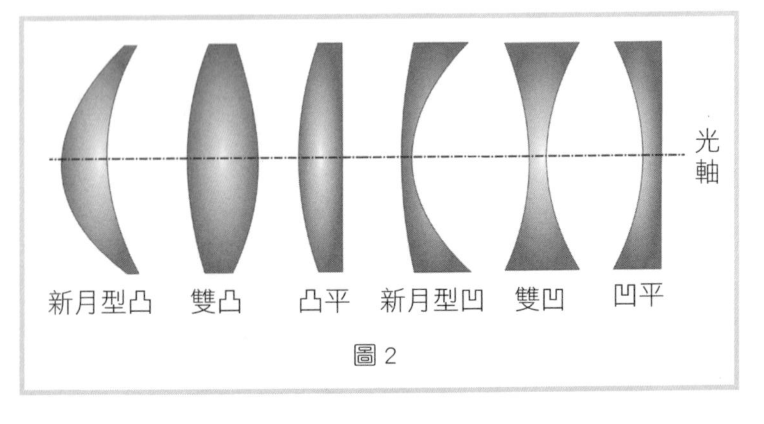

圖 2

分類	名稱	聚散 P
凸透鏡	新月型	$P_1 > 0$，$P_2 < 0$，且 $\|P_1\| > \|P_2\|$
	雙凸	$P_1 > 0$，$P_2 > 0$
	凸平（或平凸）	$P_1 = \infty$，$P_2 > 0$
凹透鏡	新月型	$P_1 > 0$，$P_2 < 0$，且 $\|P_1\| < \|P_2\|$
	雙凹	$P_1 < 0$，$P_2 < 0$
	凹平（或平凹）	$P_1 = \infty$，$P_2 < 0$

④ **薄透鏡的焦點：**凸透鏡會使光線會聚，又稱正（聚散）透鏡，其焦點為實焦點；凹透鏡會使光發散，又稱負（聚散）透鏡，其焦點為虛焦點。

（1）由物朝像傳播，經過透鏡所聚焦出之第二焦點 F_2；

（2）由像方朝物方傳播，經過透鏡所聚交出之第一焦點 F_1。參考下圖：

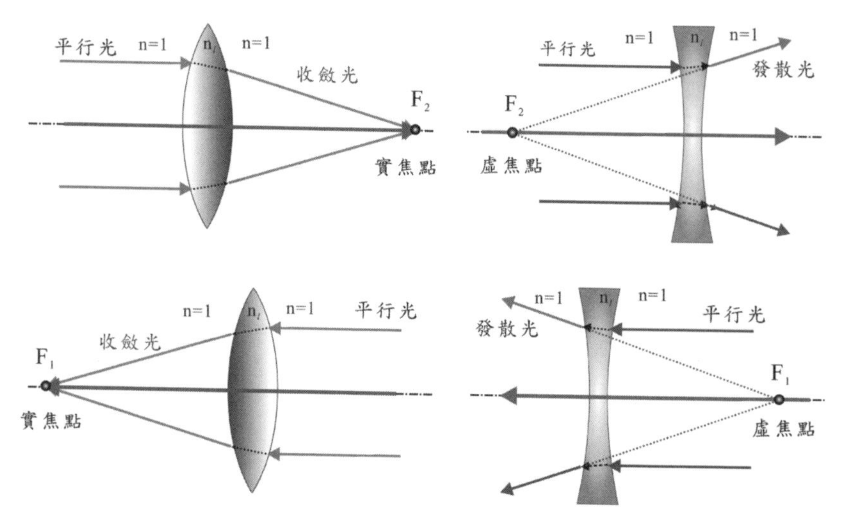

圖 3. 凸透鏡與凹透鏡的實焦點與虛焦點

⑤ **薄透鏡的屈光力 P：** 若薄透鏡前、後表面之聚散（屈光力）分別為 P_1 與 P_2，則其總屈光力為前、後表面聚散之總和，亦即 $P = P_1 + P_2 = (n-1)(\frac{1}{r_1}) + (1-n)(\frac{1}{r_2})$，單位為 D（diopter，屈光度）。參考下圖：

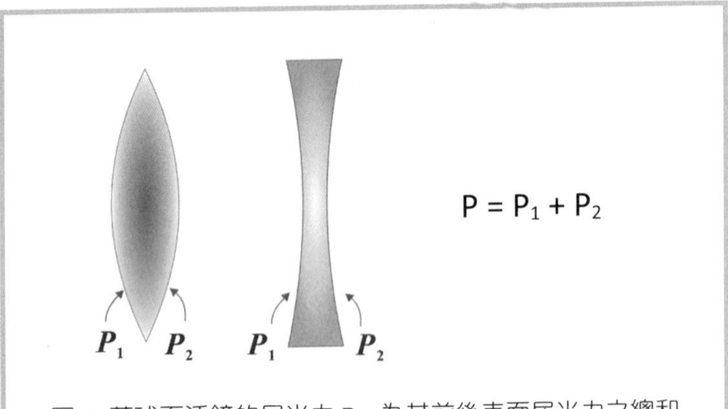

圖 4. 薄球面透鏡的屈光力 P，為其前後表面屈光力之總和

⑥ **薄透鏡的焦距 f 與屈光力 P：**

空氣中薄透鏡的焦距 $f = \frac{1}{P_{(D)}}$，而其屈光力 $P = \frac{1}{f_{(m)}}$。

⑦ **薄透鏡的曲率半徑 r：**

欲研磨出一面屈光力 P 的薄球面透鏡，所需要之夾具的曲率半徑 r_1、r_2，須為：$r_1 = \frac{n-1}{P_1}$，$r_2 = \frac{1-n}{P_2}$。

⑧ **球面透鏡的光學十字**：視光學中常以「光學十字」標記符號，表示透鏡的屈光力。十字之水平線，表示水平子午面之屈光力；垂直線，表示垂直子午面之屈光力。薄球面透鏡之處方單位以 DS 表示，其中 S、Sph 表示球面。因其在各子午面上的屈光力均相等，故在光學十字的水平與垂直軸線上，皆標注相同屈光度。

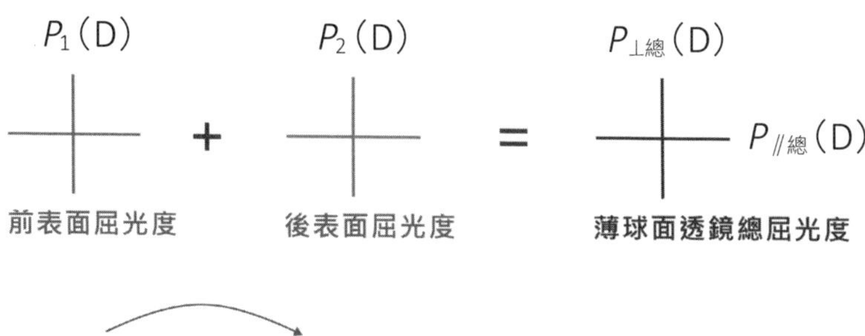

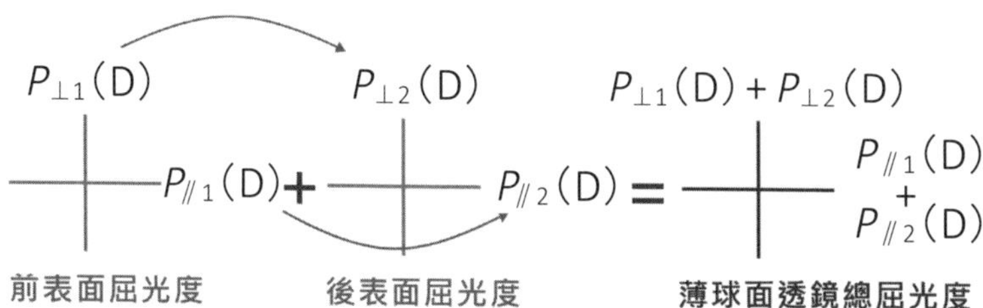

圖 5. 光學十字標記法

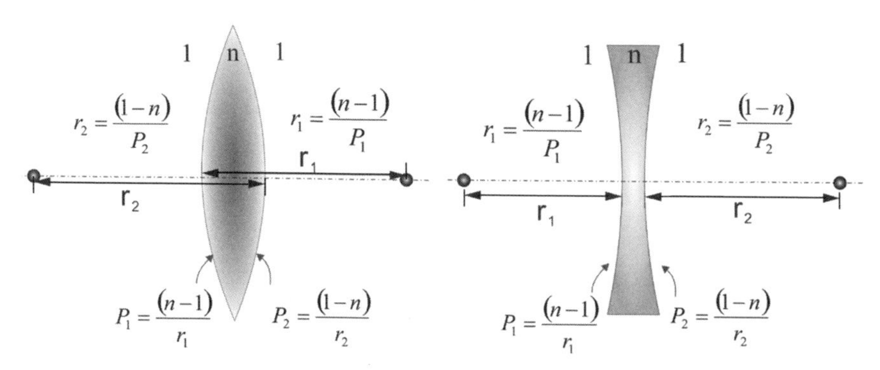

圖 6. 薄透鏡前、後表面曲率半徑與屈光力關係

（五）球面透鏡的分類

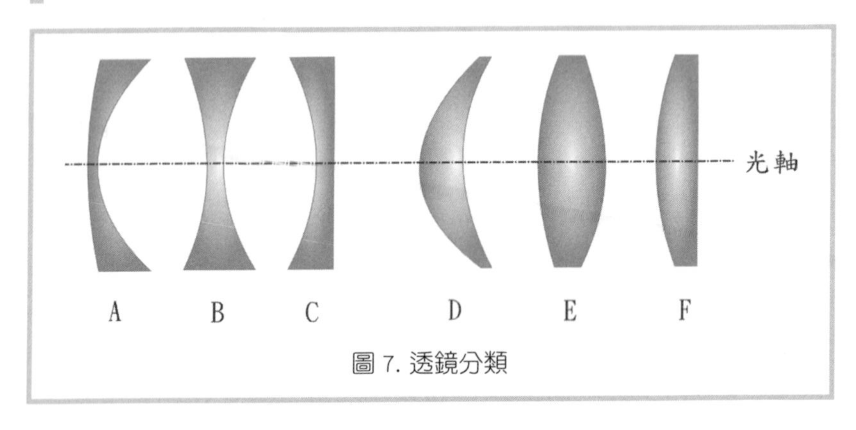

圖 7. 透鏡分類

23.（　　）參考（圖 7），請問正透鏡 A 的名稱為何？（A）凸凹透鏡，（B）雙凸透鏡，（C）新月形凸透鏡，（D）凸平透鏡。

24.（　　）參考（圖 7），請問正透鏡 B 的名稱為何？（A）凸凹透鏡，（B）雙凹透鏡，（C）新月形凹透鏡，（D）凹平透鏡。

25.（　　）參考（圖 7），請問正透鏡 E 的名稱為何？（A）凹凸透鏡，（B）新月形凹透鏡，（C）雙凸透鏡，（D）平凹透鏡。

26.（　　）參考（圖 7），請問正透鏡 F 的名稱為何？（A）凹凸透鏡，（B）新月形凸透鏡，（C）雙凸透鏡，（D）平凸透鏡。

27.（　　）一透鏡的前表面之曲率為正（+），後表面之曲率為無限大，則其為？（A）凸平透鏡，（B）新月形凸透鏡，（C）新月形凹透鏡，（D）雙凸透鏡。

28.（　　）一透鏡的前表面之曲率為負（–），後表面之曲率為無限大，則其為？（A）新月形凹透鏡，（B）新月形凸透鏡，（C）凹平透鏡，（D）雙凹透鏡。

29.（　　）如果一透鏡的前表面為平面，且其後表面為凹球面，則其為？（A）凹凸透鏡，（B）新月形凹透鏡，（C）平凹透鏡，（D）雙凹透鏡。

30.（　　）一透鏡的前與後表面之曲率中心皆在同一側，曲率半徑也都為有限值，若前表面曲率大於後表面，則其為？（A）平凸透鏡，（B）新月形凸透鏡，（C）新月形凹透鏡，（D）雙凹透鏡。

31.（　　）一透鏡的前與後表面之曲率中心皆在同一側，曲率半徑也都為有限值，若前表面曲率小於後表面，則其為？（A）平凸透鏡，（B）新月形凸透鏡，（C）新月形凹透鏡，（D）雙凹透鏡。

（六）透鏡的光學作用

32.（　）下列哪一個學術名詞是用來描述透鏡的功能？（A）聚散度，（B）折射，（C）反射，（D）色散。[ii]

33.（　）下列何種光學元件可使光波的聚散（屈光）度增加？（A）平面鏡，（B）凸球面鏡，（C）凸透鏡，（D）凹透鏡。

34.（　）下列何種光學元件可使光波的聚散（屈光）度減少？（A）平面鏡，（B）凹球面鏡，（C）凸透鏡，（D）凹透鏡。

35.（　）當一正透鏡從眼睛移開時，此眼的有效屈光力將（A）增加，（B）減少，（C）不改變，（D）造成稜鏡效果。

36.（　）當一負透鏡從眼睛移開時，此眼的有效屈光力將（A）增加，（B）減少，（C）不改變，（D）造成稜鏡效果。

37.（　）平行光自左向右通過一 +10.00D 的透鏡，光線將（A）在透鏡右方 10 cm 的一點會聚，（B）在透鏡左方 10 cm 的一點會聚，（C）從透鏡左方 10 cm 的一點開始發散，（D）繼續平行傳播。

38.（　　）平行光自左向右通過一 –10.00D 的透鏡，光線將（A）在透鏡右方 10 cm 的一點會聚，（B）從透鏡右方 10 cm 的一點開始發散，（C）從透鏡左方 10 cm 的一點開始發散，（D）繼續平行傳播。

39.（　　）一聚散為 –10.00D 的物光，自左向右通過一 +10.00D 的透鏡，光線將（A）在透鏡右方 10 cm 的一點會聚，（B）從透鏡右方 10 cm 的一點開始發散，（C）從透鏡左方 10 cm 的一點開始發散，（D）變成平行光傳播。

40.（　　）一聚散為 –5.00D 的物光，自左向右通過一 +10.00D 的透鏡，光線將（A）在透鏡右方某一點會聚，（B）在透鏡左方某一點開始會聚，（C）自透鏡左方某一點開始發散，（D）變成平行光傳播。

41.（　　）平行光由左至右經過一片 –10.00D 的透鏡，將會（A）聚焦在無窮遠處，（B）自鏡片左側 10 公分處發散，（C）聚焦在鏡片右側 10 公分處，（D）聚焦在鏡片右表面上。

42.（　　）平行光由左至右經過一片 +10.00D 的透鏡，將會（A）聚焦在無窮遠處，（B）自鏡片左側 10 公分處發散，（C）聚焦在鏡片右側 10 公分處，（D）聚焦在鏡片右表面上。

（七）球面透鏡的面屈光力：

面屈光力可由 $P = \frac{n-1}{r} = (n-1)R$ 求得，其中 r 為曲率半徑，R 為曲率。

43.（　　）一平凹透鏡，若已知其後表面的屈光力為 –4.00D，則透鏡總屈光力應為？（A）+4.00D，（B）–4.00D，（C）+2.00D，（D）–2.00D。

44.（　　）一凸平透鏡，若已知其前表面的屈光力為 +6.00D，則透鏡總屈光力應為？（A）+2.00D，（B）+4.00D，（C）+6.00D，（D）+8.00D。

45.（　　）一屈光力為 +3.50D 的透鏡，若已知其前表面的屈光力為 +6.00D，其後表面屈光力應為？（A）+2.50D，（B）–2.50D，（C）+3.50D，（D）–3.50D。

46.（　　）若已知一透鏡前表面的屈光力為 +6.00D，且後表面屈光力為 0.00D，此應為？（A）凸平透鏡，（B）新月形凸透鏡，（C）新月形凹透鏡，（D）雙凹透鏡。

47.（　　）若已知一透鏡前表面的屈光力為 0.00D，且後表面屈光力為–6.00D，此應為？（A）凹平透鏡，（B）雙凹透鏡，（C）新月形凹透鏡，（D）平凹透鏡。

48.（　　）若已知一透鏡前表面的屈光力為 +6.00D，且後表面屈光力為 –2.50D，此應為？（A）平凸透鏡，（B）新月形凸透鏡，（C）新月形凹透鏡，（D）雙凹透鏡。

49.（　　）若已知一透鏡前表面的屈光力為 +4.00D，且後表面屈光力為 –6.00D，此應為？（A）平凸透鏡，（B）新月形凸透鏡，（C）新月形凹透鏡，（D）雙凹透鏡。

50.（　　）一屈光力為 –7.00D 的負透鏡，若已知其前表面的屈光力為 +3.00D，則鏡片之後表面屈光力應為？（A）–7.00D，（B）+7.00D，（C）–4.00D，（D） –10.00D。

51.（　　）一屈光力為 +6.00D 的正透鏡，若已知其後表面的屈光力為 –2.00D，則鏡片之前表面屈光力應為？（A）+4.00D，（B）–4.00D，（C）+8.00D，（D）–8.00D。

（八）薄球面透鏡的曲率半徑與屈光力：

欲設計出屈光力 P 的球面透鏡，所需之夾具曲率半徑可由公式 $r = \frac{n-1}{P}$ 求得。

52.（　）欲以 n = 1.5 的鏡片，加工前表面屈光力 P_1 = +8.00 的薄透鏡，選用鏡片模具的前表面曲率半徑 r_1 應為？（A）6.25 cm 且曲率中心在鏡片後側，（B）6.25 cm 且曲率中心在鏡片前側，（C）8.33 cm 且曲率中心在鏡片後側，（D）8.33 cm 且曲率中心在鏡片前側。

53.（　）欲以 n = 1.5 的鏡片，加工後表面屈光力 P_2 = 6.00 的薄透鏡，選用鏡片模具後表面的曲率半徑 r_2 應為？（A）6.25 cm 且曲率中心在鏡片後側，（B）6.25 cm 且曲率中心在鏡片前側，（C）8.33 cm 且曲率中心在鏡片後側，（D）8.33 cm 且曲率中心在鏡片前側。

54.（　）已知一鏡片的折射率 n = 1.5，其前表面的曲率半徑 r_1 = +10 cm，則前表面的屈光力 P_1 應為？（A）+5.00D，（B）−5.00D，（C）+10.00D，（D）+15.00D。

55.（　　）已知一鏡片的折射率 $n = 1.5$，其前表面的曲率半徑 $r_1 = -10$ cm，則前表面的屈光力 P1 應為？（A）+5.00D，（B）–5.00D，（C）+10.00D，（D）+15.00D。

56.（　　）已知一鏡片的折射率 $n = 1.5$，其後表面的曲率半徑 $r_2 = +10$ cm，則後表面的屈光力 P_2 應為？（A）+5.00D，（B）–5.00D，（C）+10.00D，（D）+15.00D。

57.（　　）已知一鏡片的折射率 $n = 1.5$，其後表面的曲率半徑 $r_2 = -10$ cm，則後表面的屈光力 P_2 應為？（A）+5.00D，（B）–5.00D，（C）+10.00D，（D）+15.00D。

58.（　　）有一新月形透鏡，其前、後兩個球面的曲率半徑分別為 $r_1 = 5.23$ 公分，$r_2 = 10.46$ 公分，折射率 $n = 1.523$，請問此薄透鏡的總屈光力為何？（A）2.00D，（B）–2.00D，（C）5.00D，（D）–5.00D。

59.（　　）一折射率為 1.6 的雙凸形薄透鏡，其前、後表面的曲率半徑分別為 $r_1 = 12$ 公分，$r_2 = 20$ 公分，請問該透鏡的總屈光力為何？（A）2.00D，（B）–2.00D，（C）4.00D，（D）8.00D。

60.（　　）一折射率為 1.6 的雙凹形薄透鏡，其前、後表面的曲率半徑分別為 $r_1 = 12$ 公分，$r_2 = 20$ 公分，請問該透鏡的總屈光力為何？（A）2.00D，（B）–2.00D，（C）4.00D，（D）–8.00D。

61（　　）一個位於空氣中的薄型（不考慮厚度）凸透鏡（折射率 $n_2 = 1.5$），若該透鏡前、後之折射率均為 $n_1 = 1$，且前、後球面之曲率半徑分別為 $r_1 = 25$ 公分、$r_2 = –50$ 公分，請問該薄透鏡的屈光力 P 為何？（A）5.00D，（B）4.00D，（C）3.00D，（D）2.50D。

（九）薄球面透鏡的焦距：

薄球面透鏡的焦距 f，可表示為 $f = (\frac{n_{鏡}}{n_{空氣}} - 1)(\frac{1}{r_1} - \frac{1}{r_2})$，其中，$r_1$ 和 r_2 分別為透鏡前、後表面之曲率半徑。

62.（　　）一個屈光力 P 為 +4.00D 的凸薄球形透鏡，其第 1 焦距 f_1 為何？（A）40 cm，（B）25 cm，（C）20 cm，（D）–25 cm。

63.（　　）一個屈光力 P 為 –4.00D 的凹薄球形透鏡，其第 2 焦距 f_2 為何？（A）40 cm，（B）25 cm，（C）20 cm，（D）–25 cm。

64.（　　）一焦距 f = 20 cm 的凸薄球形透鏡，其屈光力 P 為？（A）–5.00D，（B）5.00D，（C）20.00D，（D）–20.00 cm。

65.（　）一焦距 f = 20 cm 的凹薄球形透鏡，其屈光力 P 為？（A）–5.00D，（B）5.00D，（C）20.00D，（D）–20.00cm。

66.（　）將一在空氣中（n = 1）焦距為 10 cm 且折射率 n = 1.5 的凹薄球形透鏡，置於水中，其焦距將（A）變長 1.33 倍，（B）變長 3.9 倍，（C）維持 10 cm 不變，（D）變短 0.5 倍。

67.（　）將一在空氣中（n = 1）焦距為 10 cm 且折射率 n = 1.5 的凹薄球形透鏡，置於水中，其屈光力將（A）等於空氣中的屈光力，（B）為空氣的 1.33 倍，（C）為空氣的 3.9 倍，（D）為空氣的（1/3.9）倍。

（十）球面透鏡的光學十字

68.（　）下列光學十字表示中，何者為「球面透鏡」的屈光力（A）−2.00DCX90/−2.00DCX180，（B）2.00DS/−1.00DCX180，（C）−2.00DS/−2.00DCX180，（D）2.00DS/−2.00DCX180。

69.（　）下列光學十字表示中，何者為「平板（平光）鏡片」的屈光力（A）−2.00DCX90/−2.00DCX180，（B）2.00DS/−2.00DS，（C）−2.00DS/−2.00DCX180，（D）2.00DCX90/2.00DCX180。

70.（　）列光學十字表示中，何者為「負球面透鏡」的屈光力（A）−2.00DCX90/−2.00DCX180，（B）2.00DS/−2.00DS，（C）−2.00DS/−2.00DCX180，（D）2.00DCX90/2.00DCX180。

71.（　）下列光學十字表示中，何者為「正球面透鏡」的屈光力（A）−2.00DCX90/−2.00DCX180，（B）2.00DS/−2.00DS，（C）−2.00DS/−2.00DCX180，（D）2.00DCX90/2.00DCX180。

72.（　）一個屈光力為 +2.00D 的「正球面透鏡」，不可以「光學十字」法分解成下列何種屈光力表示（A）2.00DCX90/2.00DCX180，（B）1.00DS/1.00DS，（C）3.00DCS/−1.00DS，（D）2.00DCX90/−2.00DCX180。

---

i. Steven H. Schwartz, "Geometrical and Visual Optics A Clinical Introduction", p.28, 2nd Edition, ISBN: 978-0-07-179083-3, McGraw-Hill Companies, Inc. (2002)

ii. Ellen Stoner, Patricia Perkins, Roy Ferguson, "OPTICAL FORMULAS TUTORIAL", P.88, Second Edition, ISBN-13: 978-0-7506-7504-8 (2005)

第七章　柱面透鏡

學習要點

✓ 柱面透鏡的基本定義、光學作用、散光鏡片屈光度、最小混合圓屈光度。

① **柱面透鏡的定義**：柱面透鏡外型為一圓柱體的一部分，可以是圓柱體的一個縱切面，稱之為正柱面透鏡；也可以是塑成圓柱體的模具外型的一部分，稱之為負柱面透鏡。

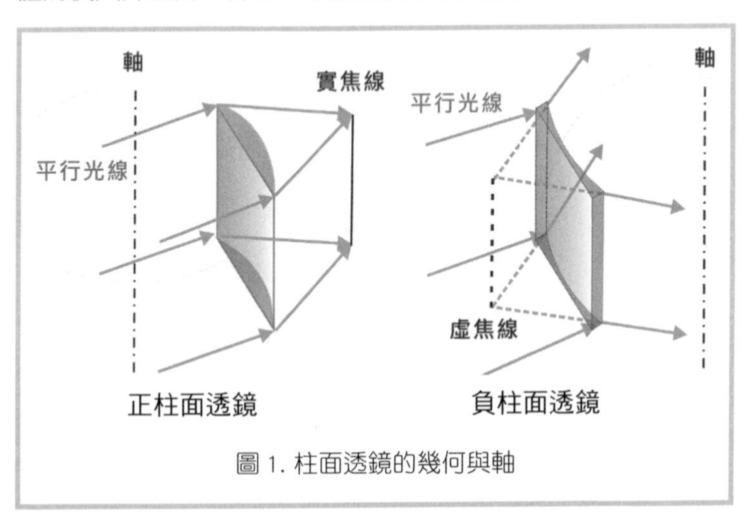

圖 1. 柱面透鏡的幾何與軸

② **柱面透鏡的軸與最大屈光力**：對一個平柱面透鏡而言，在兩屈光子午線中，無屈光力的子午線必平行於柱軸方向，而另一垂直於軸向的子午線上將有最大屈光力。平行光會在屈光力最大的方向偏折，並聚焦成一焦線，此焦線將與軸平行。

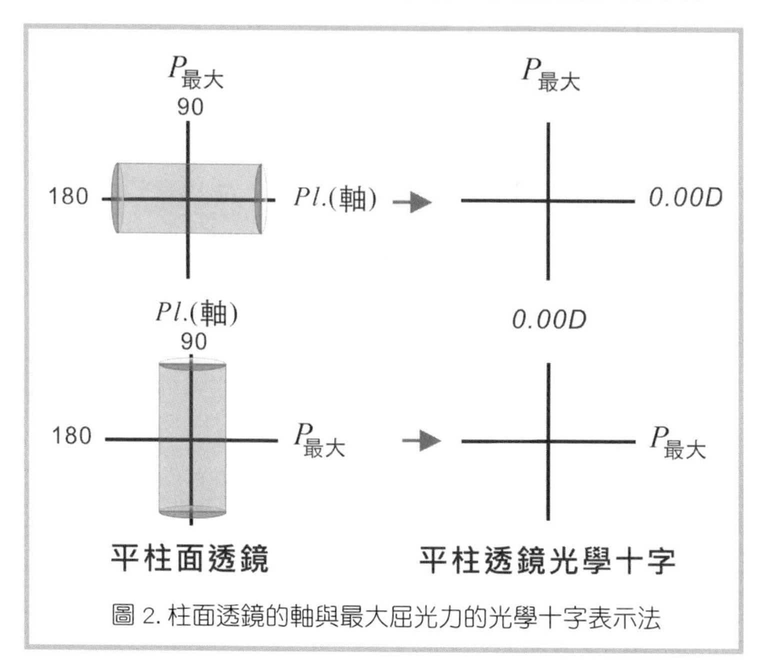

圖 2. 柱面透鏡的軸與最大屈光力的光學十字表示法

③ **柱面透鏡的斜向屈光力**：柱面透鏡除了在「軸」以及「垂直於軸」的方向上，分別具有「零」與「最大」屈光力外，在非軸上的其他方向也會有不同的斜向屈光力。此斜向屈光力 P(θ) 為「該方向與柱軸夾角 θ 的正弦值平方」與最大屈光力 $P_{Max.}$ 的乘積。表示為：$P(\theta)=P_{Max.}(\sin^2\theta)$。如圖 3 所示：

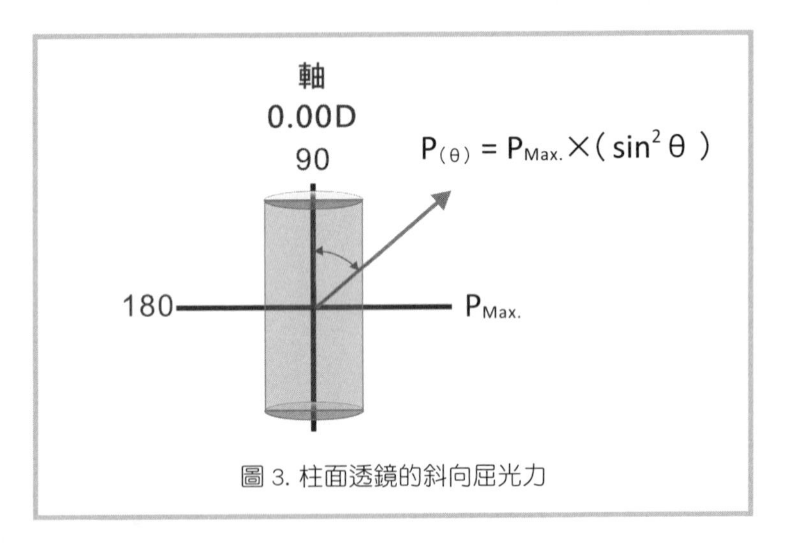

圖 3. 柱面透鏡的斜向屈光力

④ **散光**：若眼睛的折射面並非球面，則平行光通過眼睛後，便無法將光在視網膜上聚成單一個焦點，而造成相互干擾或重疊的模糊影像，稱之散光。柱面透鏡具有改變單一方向屈光力的功能，故常被用在散光型屈光不正眼的矯治。

⑤ **球柱面透鏡**：平行光通過一垂直與水平子午面具有不同屈光力的圓球形透鏡，水平子午面所會聚之焦線位於垂直方向，垂直子午面所會聚之焦線位於水平方向。水平焦線與垂直焦線之間的間距稱之為斯徒姆間距（Sturm's interval）。

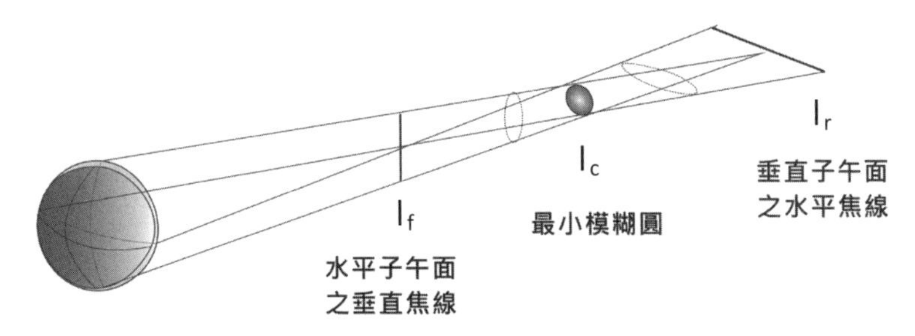

圖 4. 散光不同子午面之屈光焦線圖示

a. 最小模糊圓與球面的距離 I_c： $I_c = \dfrac{2I_r \cdot I_f}{I_r + I_f}$ ，

b. 最小模糊（瀰散）圓之屈光力 L_c： $L_c = \dfrac{L_f + L_r}{2}$ ，

c. 最小模糊（瀰散）圓之光斑直徑 h_c： $h_c = d\left(\dfrac{I_r - I_f}{I_r + I_f}\right)$ 。

④ **順動與逆動**：當物體在柱面透鏡屈光度最大的方向上移動時，若是正柱面透鏡，其影像將以相反方向運動；若是負柱面透鏡，其影像將以相同方向移動。此外，若以柱面透鏡的中心為軸進行旋轉，並通過透鏡觀察「光學十字」。正柱面透鏡的影像變化為「逆向」而負柱面透鏡則為「順向」剪刀運動的影像變化。

⑤ **複曲面（toric）鏡片**：透鏡的某一個表面，若同時具有二種不同的曲率（聚散度），即稱為複曲面。眼鏡鏡片兩個面若至少有一個是複曲面，就稱為複曲面鏡片。一般複曲面眼鏡可區分為二種：**a. 外散鏡片**：複曲面在外側、球面在內側，**b. 內散鏡片**：複曲面在內側、球面在外側。其處方表示為：

外散鏡片：$\dfrac{\text{基弧(B)／正交弧(C)}}{\text{球弧(S)}}$；

內散鏡片：$\dfrac{\text{球弧(S)}}{\text{基弧(B)/ 正交弧(C)}}$。

複曲面鏡片的處方轉換，可以很容易以「雙光學十字法」進行簡化處理。須特別注意所要轉換的基弧屈光度符號，是否與給定散光（柱面）屈光度符號相同。

（一）柱面透鏡的光學作用

1.（　　）一個透鏡，其前表面曲率無限大，後表面僅在水平方向有最大屈光力，垂直方向則無屈光力，此透鏡為？（A）球面反射鏡，（B）柱面透鏡，（C）球面透鏡，（D）稜鏡。

2.（　　）一個透鏡，其前表面垂直方向有最大正屈光力、水平方向無屈光力，後表面則無屈光力，此透鏡為（A）正球面反射鏡，（B）正球面透鏡，（C）正平柱面透鏡，（D）負球柱面透鏡。

3.（　　）以下陳述何者可對柱狀透鏡軸線上的屈光力進行最佳描述？（A）柱狀透鏡軸線上並無有效屈光力，（B）柱狀透鏡的總屈光力皆在其軸線上，（C）柱狀透鏡一半的屈光力在其軸線上，（D）柱狀透鏡四分之三的屈光力在其軸線上。

4.（　　）如果將具 1.52 折射率的透明塑料材質圓柱體，嵌入折射率為 1.52 的透明玻璃材料中，則（A）無法看見圓柱體，因為兩種材料是透明的，（B）無法看見圓柱體，因為沒有光在介面處被反射或折射，（C）可看見圓柱體，因為光在介面處被反射和折射，（D）可看見圓柱體，因為一個是塑料，一個是玻璃。

5.（　　）下列何種透鏡將產生「虛」焦線？（A）正球面反射鏡，（B）負球面透鏡，（C）正平柱面透鏡，（D）負平柱面透鏡。

6.（　　）下列何種透鏡將產生「實」焦線？（A）正球面反射鏡，（B）負球面透鏡，（C）正平柱面透鏡，（D）負平柱面透鏡。

7.（　　）平行光通過下列何種光學元件，將會聚成一焦線？（A）球面透鏡，（B）球面反射鏡，（C）柱面透鏡，（D）稜鏡。

8.（　　）點光源通過一個屈光力為 2.00D 的柱面透鏡，其所聚之光將為？（A）與柱軸平行之焦線，（B）與柱軸垂直之焦線，（C）在柱軸 45 方向之焦線，（D）單一焦點。

9.（　　）平行光線通過柱面透鏡後，其所聚之焦線將與柱面透鏡的軸線（A）夾 0° 角，（B）夾 30° 角，（C）夾 45° 角，（D）夾 90° 角。

10.（　　）請問柱面透鏡的最大屈光力方向，必與柱面透鏡的軸線（A）夾 0° 角，（B）夾 30° 角，（C）夾 45° 角，（D）夾 90° 角。

（二）柱面透鏡的屈光力與曲率半徑

11.（　）一柱面透鏡的折射率 $n = 1.523$，若其曲率 $R = 20\ m^{-1}$，則該柱面透鏡的屈光力為何？（A）5.23D，（B）10.46D，（C）15.79D，（D）26.15D。

12.（　）一柱面透鏡的折射率 $n = 1.5$，若其曲率半徑 $r = 10$ cm，則該柱面透鏡的屈光力為何？（A）5.00D，（B）–5.00D，（C）10.00D，（D）–10.00D。

13.（　）一折射率 $n = 1.5$ 的平凹柱面透鏡，若其曲率半徑 $r = 10$ cm，則該柱面透鏡的屈光力為何？（A）5.00D，（B）–5.00D，（C）10.00D，（D）–10.00D。

14.（　）一折射率 $n = 1.5$ 且屈光力 $P = –10.00D$ 的平凹柱面透鏡，其曲率半徑 r 應為？（A）5 mm，（B）5 cm，（C）50 cm，（D）5 m。

15.（　）一折射率 $n = 1.5$ 且屈光力 $P = 10.00D$ 的平凸柱面透鏡，其曲率 R 應為？（A）5.00D，（B）10.00D，（C）15.00D，（D）20.00D。

（三）柱面透鏡的焦距

16.（　　）一屈光力 P = 10.00D 的平柱面透鏡，其焦線與透鏡表面應相距（A）1.00 cm，（B）10.00 cm，（C）20 cm，（D）100 cm。

17.（　　）一屈光力 P = –5.00D 的平柱面透鏡，其焦線與透鏡表面應相距（A）1.00 cm，（B）10.00 cm，（C）20 cm，（D）100 cm。

18.（　　）一非球面透鏡，垂直與水平方向之屈光力分別為 $P_{\perp}$ = 10.00D、$P_{\parallel}$ = 8.00D，其前焦距 l_f 為（A）1 cm，（B）10 cm，（C）12.5 cm，（D）20 cm。

19.（　　）一非球面透鏡，垂直與水平方向之屈光力分別為 $P_{\perp}$ =10.00D、$P_{\parallel}$ =8.00D，其後焦距 l_r 為（A）1 cm，（B）10 cm，（C）12.5 cm，（D）20 cm。

20.（　　）一非球面透鏡，垂直與水平方向之屈光力分別為 $P_{\perp}$ = 10.00D、$P_{\parallel}$ =8.00D，其前焦距 l_f 與後焦距 l_r 之間距為？（A）1 cm，（B）2.5 cm，（C）5 cm，（D）10 cm。

21.（　　）一非球面透鏡，垂直與水平子午面之焦距分別為 $l_{\perp}$ = 8 cm、$l_{\parallel}$ = 10 cm，請問哪一子午面有較大之屈光力？（A）垂直子午面，（B）水平子午面，（C）兩者相同，（D）無法確定。

22.（　　）一非球面透鏡，垂直與水平子午面之焦距分別為 $l_{\perp}$ = 8 cm、$l_{\parallel}$ = 10 cm，請問哪一子午面有較小之屈光力？（A）垂直子午面，（B）水平子午面，（C）兩者相同，（D）無法確定。

23.（　　）一非球面透鏡，垂直與水平子午面之焦距分別為 $l_{\perp}$ = 8 cm、$l_{\parallel}$ = 10 cm，請問較小屈光力之子午面聚散度為?（A）8.00D，（B）9.00D，（C）10.00D，（D）12.50D。

24.（　　）一非球面透鏡，垂直與水平子午面之焦距分別為 $l_{\perp}$ = 8 cm、$l_{\parallel}$ = 10 cm，請問較大屈光力之子午面聚散度為?（A）8.00D，（B）9.00D，（C）10.00D，（D）12.50D。

（四）柱面鏡片的光學十字

25.（　）一球柱面透鏡的處方為 +2.00/−1.00DCX180，若將負柱面鏡片處方轉換成正柱面形式，將為？（A）+2.00DS/+1.00DCX180，（B）+2.00DS/+1.00DCX90，（C）+1.00DS/+1.00DCX180，（D）+1.00DS/+1.00DCX90。[ii]

26.（　）某鏡片前表面的度數（P_1）為 +3.00DS，後表面之柱面屈光度在 90 度方向上為 0，在 180 度方向上 P_2 為 −2.00 D，此鏡片若以球面與正柱面處方表示應為？（A）−3.00DS/+2.00DCX180，（B）+2.00DS/+1.00DCX180，（C）+1.00DS/+2.00DCX180，（D）+1.00DS/+2.00DCX90。[iii]

27.（　）某鏡片前表面的度數（P_1）為 +2.50DS，後表面之柱面屈光度在 90 度方向上 P_2 為 +1.00 D，在 180 度方向上為 0，此鏡片若以球面與負柱面處方表示應為？（A）+3.50DS/−1.00DCX90，（B）+3.50DS/−1.00DCX180，（C）+2.50DS/+1.00DCX180，（D）+2.50DS/+1.00DCX90。

28.（　　）一球柱面鏡片之屈光力為 +6.00DS/−2.00DCX120，若以球面與正柱面透鏡組合之處方箋應為？（A）+4.00DS/+2.00DCX120，（B）+4.00DS/+2.00DCX30，（C）+6.00DS/+2.00DCX30，（D）+6.00DS/+2.00DCX120。

29.（　　）一球柱面鏡片之屈光力為 +6.00DS/−1.50DCX135，若以球面與正柱面透鏡組合之處方箋應為？（A）+6.50DS/+2.50DCX135，（B）+6.50DS/+2.50DCX45，（C）+4.50DS/+1.50DCX45，（D）+4.50DS/+1.50DCX135。

30.（　　）一球柱面鏡片之屈光力為 +6.00DS/−2.00DCX120，若以柱面與柱面透鏡組合之處方箋應為？（A）+6.00DCX120/+4.00DCX30，（B）+4.00DCX30/+4.00DCX120，（C）+6.00DCX120/+2.00DCX30，（D）+6.00DCX30/+4.00DCX120。

31.（　　）一球柱面鏡片之屈光力為 +6.00DS/−1.50DCX135，若以柱面與柱面透鏡組合之處方箋應為？（A）+6.00DCX45/+4.50DCX135，（B）+6.50DCX135/+2.00DCX45，（C）+6.50DCX45/+2.00DCX135，（D）+6.00DCX135/+1.50DCX45。

（五）球柱面透鏡的斜向屈光力

32.（　）一個屈光力為 –1.50DC 軸在 90° 方向上的柱面透鏡，求其在 45° 方向所引入的屈光力為？（A）–0.25D，（B）–0.50D，（C）–0.75D，（D）1.50D。

33.（　）一個屈光力為 –1.50DC 軸在 180° 方向上的柱面透鏡，求其在 60° 方向所引入的屈光力為（A）–0.50D，（B）–0.75D，（C）–1.13D，（D）–1.25D。

34.（　）求 –3.00DS / –1.50DCX 90 的透鏡，在 45° 方向的屈光力為多少？（A）–4.00D，（B）–3.75D，（C）–3.50D，（D）–3.25D。

35.（　）求 –3.00DS / –1.50DCX 180 透鏡在 60° 方向的屈光力為多少？（A）–4.13D，（B）–4.00D，（C）–3.75D，（D）–3.50D。

（六）最小模糊（瀰散）圓

36. (　　) 關於斯徒姆間距（Sturm's interval）的敘述，下列哪一項是錯誤的？（A）球型柱狀透鏡可形成斯徒姆間距，（B）斯徒姆間距位於最靠近透鏡的焦平面處，（C）在最小模糊圈的位置的影像不會失真，（D）最小模糊圈恰好位於斯徒姆間距的 1/2 處。

37. (　　) 空氣中（n = 1），一球柱面透鏡之垂直子午面屈光力為 $P_{\perp} = 58.00D$，水平子午面屈光力為 $P_{\parallel} = 62.00D$，求其最小瀰散圓之屈光度 P_C 應為何？（A）54.00D，（B）56.00D，（C）58.00D，（D）60.00D。

38. (　　) 一直徑為 0.006 m 的非球面透鏡，垂直與水平子午面之焦距分別為 $l_{\perp} = 0.4$ m、$l_{\parallel} = 0.5$ m，其最小模糊圓的直徑應為？（A）0.4 mm，（B）0.5 mm，（C）0.67 mm，（D）0.9 mm。

（七）複曲面鏡片處方

39.(　　)欲將一屈光度為+3.00DS/–1.00DCX90的球柱面鏡片處方，轉換成球弧為 –6.00DS 的複曲面透鏡，其處方將為？

(A) $\frac{+8.00DCX90/+9.00DCX180}{-6.00DS}$，(B) $\frac{+8.00DCX180/+9.00DCX90}{-6.00DS}$，

(C) $\frac{+3.00DCX90/+2.00DCX180}{-6.00DS}$，(B) $\frac{+3.00DCX180/+2.00DCX90}{-6.00DS}$。

40. (　　)欲將一屈光度為+3.00DS/−1.00DCX90的球柱面鏡片處方，轉換成基弧為 −6.00DS 的複曲面透鏡，其處方將為？

(A) $\frac{+9.00DS}{-6.00DCX180/-7.00DCX90}$，(B) $\frac{+9.00DS}{-6.00DCX90/-7.00DCX180}$，

(C) $\frac{+10.00DS}{-6.00DCX180/-7.00DCX90}$，(B) $\frac{+10.00DS}{-6.00DCX90/-7.00DCX180}$。

41. (　　)欲將一屈光度為+3.00DS/+1.00DCX90的球柱面鏡片處方，轉換成基弧為 −6.00DS 的複曲面透鏡，其處方將為？

(A) $\frac{+9.00DS}{-6.00DCX180/-7.00DCX90}$，(B) $\frac{+9.00DS}{-6.00DCX90/-7.00DCX180}$，

(C) $\frac{+10.00DS}{-6.00DCX180/-7.00DCX90}$，(B) $\frac{+10.00DS}{-6.00DCX90/-7.00DCX180}$。

42.（ ）欲將一 $\frac{+9.00DS}{-6.00DCX90/-7.00DCX180}$ 的複曲面透鏡屈光度，轉換球柱面鏡片屈光度，其處方將為（A）+2.50DS/−0.50DCX 90，（B）+2.50DS/−0.50DCX180，（C）+2.50DS/+0.50 DCX180，（D）+2.50DS/+0.50DCX90。

43.（ ）一正環曲面透鏡之基弧半徑為 125 mm，正交弧半徑為 83.3 mm，另一面為球弧半徑為 50 mm，且透鏡的材料折射率為 1.5；若已知基弧軸向為 90 度，試以環曲面形式表示此透鏡：

（A）$\frac{+6.00DCX180/4.00DCX90}{-10.00DS}$，（B）$\frac{+6.00DCX90/4.00DCX180}{-10.00DS}$，

（C）$\frac{+6.00DCX180/4.00DCX90}{-9.00DS}$，（B）$\frac{+6.00DCX90/4.00DCX180}{-9.00DS}$。

---

i. Ellen Stoner, Patricia Perkins, Roy Ferguson, "OPTICAL FORMULAS TUTORIAL", P.89, Second Edition, ISBN-13: 978-0-7506-7504-8 (2005)

ii. 黃敬堯等審閱，《配鏡學總論（下）：鏡片應用篇》（第三版），第 12 章，P.37，ISBN: 978-986-92667-4-1（2016）

iii. 黃敬堯等審閱，–配鏡學總論（下）：鏡片應用篇》（第三版），第 12 章，P.33，ISBN: 978-986-92667-4-1（2016）

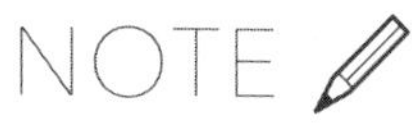
NOTE

第八章　稜鏡

學習要點

- ✓ 稜鏡光學功能、稜鏡的偏向角、稜鏡度、基底（base）的標示、稜鏡的合成與分解、球面透鏡移心產生的稜鏡度。

① **稜鏡定義**：稜鏡（prism）在外觀上為三角形，兩個折射面的交線稱為稜線、其夾角稱為頂角（apex），頂角所對應的第三個面稱為基底。

② **稜鏡的光學功能**：稜鏡可使白光發生色散、可使光線朝基底彎折、無聚焦能力、使影像朝向頂角方向偏移。

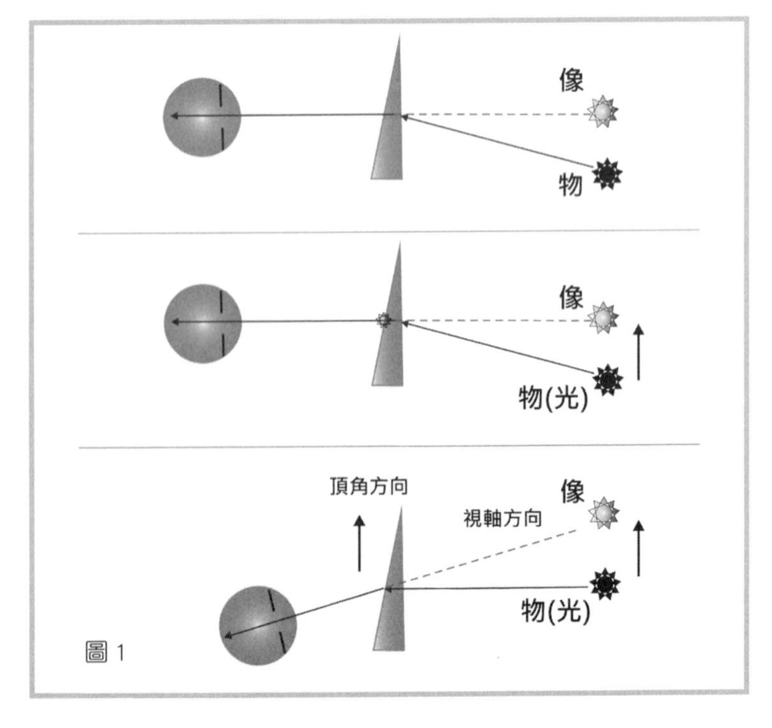

圖 1

③ **稜鏡屈光力的重要參數與關係：**頂角 α，偏向角 δ，稜鏡度 P^{Δ}、稜鏡度與偏向角的轉換關係。

變數	公式
偏向角 δ	$\delta = (n-1)\,\alpha$
稜鏡度 P^{Δ}	$P^{\Delta} = \frac{y_{cm}}{X_m} = \frac{\text{垂直偏移量（公分）}}{\text{水平測距（公尺）}}$
稜鏡度產生的垂直偏移影像 y_{cm}	$y_{cm} = X_m \times P^{\Delta}$
稜鏡造成的影像水平偏移量 X_m	$X_m = \frac{y_{cm}}{P^{\Delta}}$
偏向角 tanδ 與稜鏡度	$\tan\delta = \frac{P^{\Delta}}{100} \rightarrow \delta = \tan^{-1}\left(\frac{P^{\Delta}}{100}\right)$

④ **稜鏡的鏡底向標示法：**老英國式、新英國式、TABO 等標示法。

⑤ **稜鏡的厚度差：**沿稜鏡的 AB 線（頂角至基底）線方向，兩點間的厚度差 t 可表示為：

$$t = \frac{P^{\Delta}d}{100(n-1)}$$

在與稜鏡 AB 線夾 θ 角的方向上，稜鏡的厚度差可改寫為：

$$t_{\theta} = \frac{P^{\Delta}d}{100(n-1)}\cos\theta$$

⑥ **球面透鏡的稜鏡效果**：將一屈光力為 P 的球面透鏡中心偏移 C 公分（cm），所導致的稜度數可以 Prentice 法則求出：$P^{\Delta} = C \times P$。

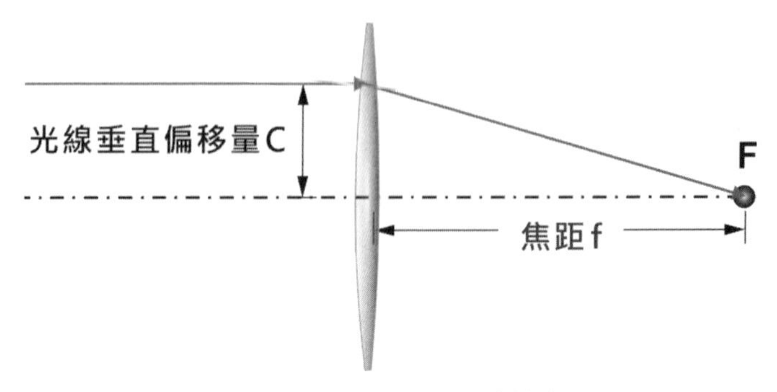

圖 2. 透鏡移心造成的稜鏡度

⑦ **稜鏡度數的分解與合成**：一稜鏡度為 P 的稜鏡，可以分解成垂直與水平二個分量，即：

$|P^{\Delta}| = \sqrt{(P_{\parallel}{}^{\Delta})^2 + (P_{\perp}{}^{\Delta})^2}$，其中 $P_{\parallel}{}^{\Delta} = P^{\Delta}\cos\theta$，$P_{\perp}{}^{\Delta} = P^{\Delta}\sin\theta$

$$\tan\theta = \frac{P_{\perp}{}^{\Delta}}{P_{\parallel}{}^{\Delta}} = \frac{P^{\Delta}\sin\theta}{P^{\Delta}\cos\theta} \rightarrow \theta = \tan^{-1}\left(\frac{P_{\perp}{}^{\Delta}}{P_{\parallel}{}^{\Delta}}\right)$$

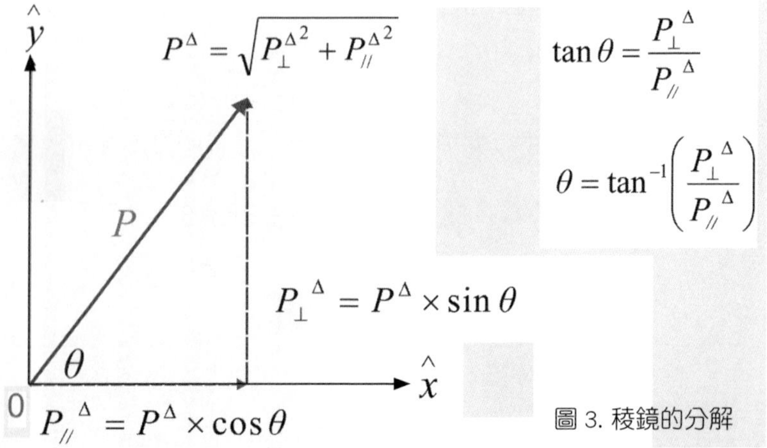

$\hat{y}$

$$P^{\Delta} = \sqrt{P_{\perp}^{\Delta^2} + P_{//}^{\Delta^2}}$$

$$\tan\theta = \frac{P_{\perp}{}^{\Delta}}{P_{//}{}^{\Delta}}$$

$$\theta = \tan^{-1}\left(\frac{P_{\perp}{}^{\Delta}}{P_{//}{}^{\Delta}}\right)$$

P

$$P_{\perp}{}^{\Delta} = P^{\Delta} \times \sin\theta$$

θ　$\hat{x}$

0　$P_{//}{}^{\Delta} = P^{\Delta} \times \cos\theta$

圖 3. 稜鏡的分解

⑧ 眼鏡的稜鏡效果：

a. **影像偏移現象**：通過稜鏡看東西，該東西的影像會朝頂（A）位移。

b. 雙眼的稜鏡度不相等，將造成看物體時左、右眼影像偏移的程度也不相等。

c. **旋轉放大效應**：看遠處一點，戴遠視眼鏡者比戴近視眼鏡者，其眼睛旋轉的角度較大。

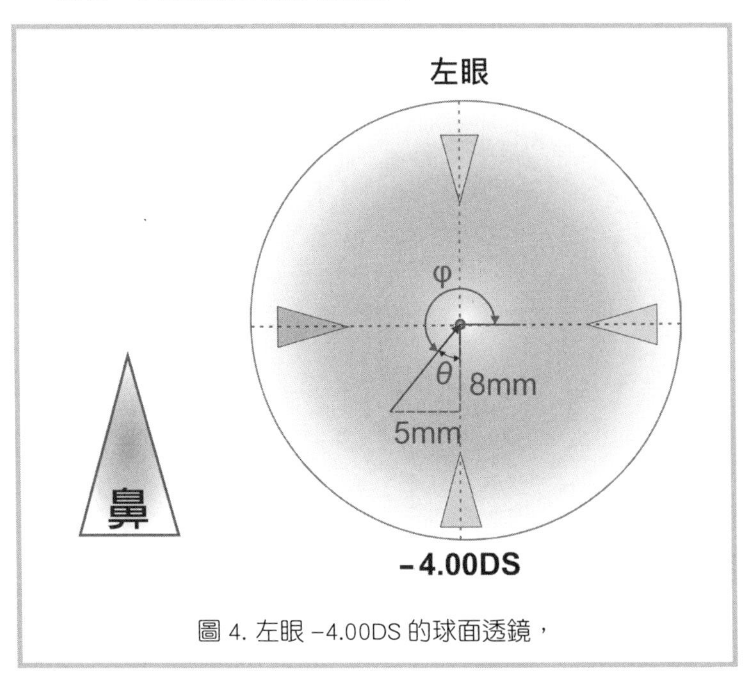

圖 4. 左眼 –4.00DS 的球面透鏡，

（一）稜鏡的定義與光學作用

1.（　　）關於眼用稜鏡的描述，下列何者有誤？（A）具有兩個稜邊，（B）頂角必為銳角，（C）基底為頂角的對邊，（D）頂角至基底沿線稱為貫穿線。

2.（　　）關於稜鏡的光學作用下列何者敘述正確？（A）稜鏡會改變光的行進方向，但不改變其聚散度，（B）稜鏡不會改變光的行進方向，但會改變其聚散度，（C）稜鏡不會改變光的行進方向，也不會改變其聚散度，（D）稜鏡既會改變光的行進方向，也會改變其聚散度。

3.（　　）白光經過稜鏡後，將產生彩色的可見光，此為光的（A）折射，（B）干涉，（C）色散，（D）散射　現象。

4.（　　）白光經過稜鏡後，所色散出各種不同顏色的可見光，其偏折角度最大者為（A）黃光，（B）綠光，（C）紅光，（D）紫光　。

5.（　　）白光經過稜鏡後，所色散出各種不同顏色的可見光，其偏折角度最小者為（A）黃光，（B）綠光，（C）紅光，（D）紫光　。

6.（　　）當一光線通過稜鏡後，其折射光線將朝向（A）頂角，（B）基底，（C）底頂線，（D）稜鏡內　偏折。

7.（　　）透過一稜鏡片觀察物體，物體的影像將朝向（A）頂角，（B）基底，（C）底頂線，（D）稜鏡內　偏折。

8.（　　）雙眼不等視指的是：（A）一隻眼睛近視和一隻眼睛遠視，（B）一個眼睛正視和一個眼睛屈光不正，（C）不同的折射誤差，（D）等折射誤差。

（二）稜鏡的偏向角

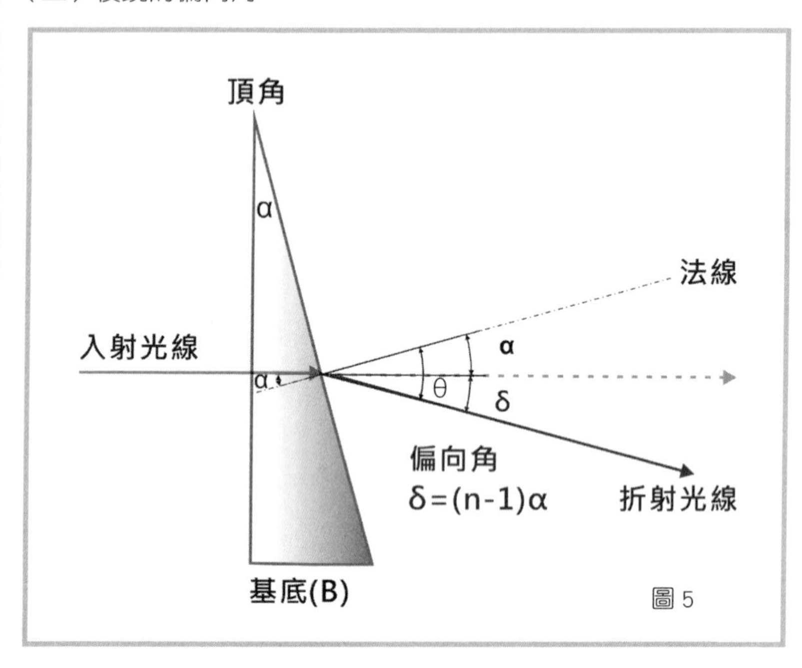

圖 5

9.（　　）下列敘述中，眼用稜鏡的折射率 n 與偏向角 δ 的關係何者正確？（A）n 越大，δ 越大，（B）n 越大，δ 越小，（C）n 越大，δ 維持不變，（D）n 與 δ 無相對關係。

10.（　　）空氣中，一薄眼用稜鏡的頂角為 5°，折射率為 1.5，其偏向角為？（A）2.0°，（B）2.5°，（C）3.0°，（D）3.5°。

11.（　）某稜鏡由折射率為 1.586 的材料製成，它的頂角呈 5°。該稜鏡在空氣中產生的偏向角為？（A）2.59°，（B）2.93°，（C）5.86°，（D）7.93°。

12.（　）一頂角 9° 的稜鏡，若它可使光偏移 6°，此稜鏡材料的折射率為？（A）1.49，（B）1.523，（C）1.67，（D）1.7。

13.（　）某稜鏡由折射率為 1.66 的材料製成，可使光偏移 6°，則其頂角 α 為？（A）6°，（B）6.66°，（C）7.8°，（D）9.09°。

（三）稜鏡度

14.（　　）稜鏡屈光度是用來衡量：（A）透鏡會聚光線的能力，（B）當白光通過稜鏡時的色散能力，（C）當通過具有屈光力的透鏡觀察時，眼睛從初始位置旋轉的量，（D）在距稜鏡一定距離處的影像位移量。

15.（　　）在眼用鏡片中，比例 1：100 的測量單位是？（A）稜鏡屈光度，（B）折射度，（C）光頻率，（D）光波長。

16.（　　）透鏡的哪一處無稜鏡效應存在透鏡的稜鏡參考點？（A）透鏡的光學中心，（B）透鏡的主點，（C）透鏡的節點，（D）透鏡的邊緣。

17.（　　）以發散透鏡觀察物體，影像會：（A）反向移動，（B）順向移動，（C）不會移動，（D）交叉移動。

18.（　　）一稜鏡能使光線在距離 300 cm 處的平面上，橫（側）向位移 9 cm，其稜鏡度為？（A） 0.3^{Δ}，（B）2^{Δ}，（C）3^{Δ}，（D）9^{Δ}。

19.（　　）若一稜鏡在距離稜鏡 1 m 處可位移光線，使光線遠離原照射位置 5 cm，則此稜鏡的稜鏡度數為？（A）1^{Δ}，（B）2.5^{Δ}，（C）5^{Δ}，（D）6^{Δ}。

20.（　　）一個 2.5^{Δ} 的稜鏡，將使一直線的光線在 1 m 處橫向偏移原照射位置：（A）1 cm，（B）2 cm，（C）2.5 cm，（D）5 cm。

（四）稜鏡度（P^{Δ}）與偏向角（δ）

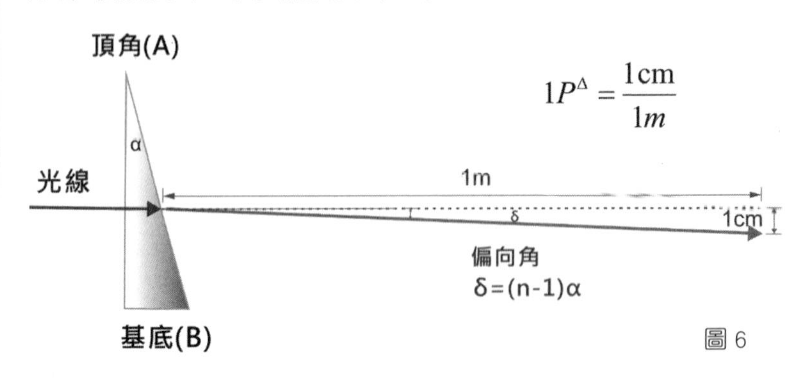

圖 6

21.（　　）偏向角 1° 所產生的稜鏡度為：（A）1^{Δ}，（B）1.75^{Δ}，（C）2.5^{Δ}，（D）10^{Δ}。

22.（　　）1 個稜鏡度（$1P^{\Delta}$）所產生的偏向角為：（A）0.15°，（B）0.275°，（C）0.573°，（D）1°。

23.（　　）若右眼鏡片需要 1 個稜鏡度且基底朝內（BI）的稜鏡，則其基底與角度表示為：（A）1^{Δ}B90，（B）1^{Δ}B180，（C）1^{Δ}B270，（D）1^{Δ}B0。

24.（　　）若左眼鏡片需要 1 個稜鏡度且基底朝內（BI）的稜鏡，其基底與角度表示為：（A）1^{Δ}B90，（B）1^{Δ}B180，（C）1^{Δ}B270，（D）1^{Δ}B0。

25.（　　）在右眼前方，稜鏡基底 45° 等同下列何種稜鏡基底：（A）上與外，（B）上與內，（C）下與外，（D）下與內。

26.（　　）在左眼前方，稜鏡基底 45° 等同下列何種稜鏡基底：（A）上與外，（B）上與內，（C）下與外，（D）下與內。

（五）球面透鏡移心的稜鏡效應

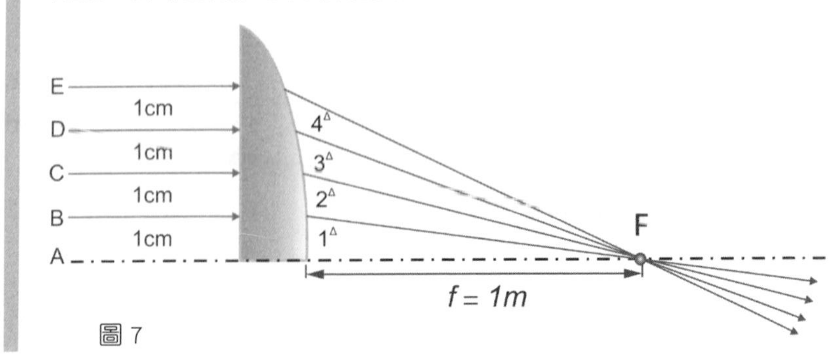

圖 7

27.（　　）負透鏡可以被認為是一系列漸進地（A）由基底朝向透鏡中心，（B）由頂角朝向透鏡中心，（C）基底朝向顳側，（D）基底朝向鼻側　的稜鏡所組成。

28.（　　）正透鏡可以被認為是一系列漸進地（A）由基底朝向透鏡光心，（B）由頂角朝向透鏡光心，（C）基底朝向顳側，（D）基底朝向鼻側　的稜鏡所組成。

29.（　　）一正平柱面透鏡的度數為 +5.00DCX180，若向右偏移 3 mm 將產生多少稜鏡效應？（A）0^{Δ}，（B）1^{Δ}，（C）5^{Δ}BO，（D）5^{Δ}BI。

30.（　）右眼散光之鏡片度數為 pl-2.00DCX180，若向上偏移 2 mm，其產生的稜鏡量及基底方向？（A）0^{Δ}，（B）0.2^{Δ}BD，（C）0.4^{Δ}BU，（D）0.4^{Δ}BD。

31.（　）當配戴者使用 +4.50D 的正鏡片在光軸下方 8 mm 觀看時，他將感受到（A）3.6^{Δ}BO，（B）3.6^{Δ}BI，（C）3.6^{Δ}BD，（D）3.6^{Δ}BU。

32.（　）要用 –6.50 鏡片造成 $+5^{\Delta}$BD 稜鏡效應，該透鏡的光軸中心（OC）必須偏向（A）上移 13 mm，（B）下移 13 mm，（C）上移 7.7 mm，（D）下移 7.7 mm。

33.（　　）某人的右眼鏡片度數為 –7.00DS，若向外偏移 3 mm，向上偏移 4 mm，其產生的水平稜鏡效應為：（A）2.10^{Δ}BI，（B）2.10^{Δ}BU ，（C）2.10^{Δ}BD，（D）2.10^{Δ}BO 。

34.（　　）某人的右眼鏡片度數為 –7.00DS，若向外偏移 3 mm，向上偏移 4 mm，其產生的垂直稜鏡效應為：（A）2.80^{Δ}BI，（B）2.80^{Δ}BU ，（C）2.80^{Δ}BD ，（D）2.80^{Δ}BO 。

35.（　　）某人的右眼鏡片度數為 –7.00DS，沿著 127 度軸線向上及向外偏移 5 mm，其產生的稜鏡效應和基底方向為：（A）3.50^{Δ}B127，（B）3.50^{Δ}B217 ，（C）3.50^{Δ}B37，（D）3.50^{Δ}B307。

（六）稜鏡在近點產生的有效度數

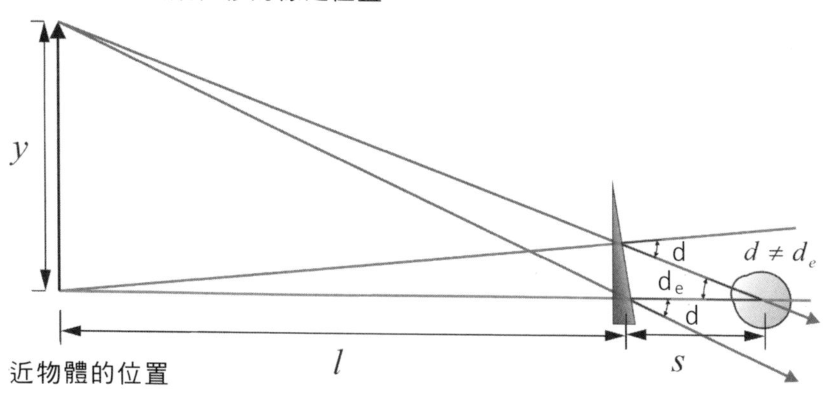

圖 8. 在近點產生的有效度數

36.（　　）一 5^{Δ}BI 的稜鏡作為遠用處方，將該鏡片配戴在 20 mm 的頂點距離處，設角膜至旋轉中心的距離是 13.5 mm。對於距離 40 cm 的物體，此稜鏡的有效度數為何？（A）2.54^{Δ}，（B）3.46^{Δ}，（C）4.61^{Δ}，（D）5.62^{Δ}。

37.（　　）一物體與一 6^{Δ}BD 的稜鏡相距 –10 cm，若將此稜鏡配戴在距離眼睛旋轉中心 25 mm 的位置，將產生多少的稜鏡有效度？（A）2.54^{Δ}，（B）4.8^{Δ}，（C）5.62^{Δ}，（D）6.34^{Δ}。

38.（　　）一物體與一 8^{Δ}BD 的稜鏡相距 –12 cm，若將此稜鏡配戴在距離眼睛旋轉中心 24 cm 的位置，將產生多少的稜鏡有效度數？（A）2.9^{Δ}，（B）3.6^{Δ}，（C）4.8^{Δ}，（D）6.7^{Δ}。

（七）稜鏡的合成與分解

39.（　）兩個稜鏡片：一為 5^{Δ}B0、另一為 -4^{Δ}B0 稜鏡所組成，其合成稜鏡度為？（A）1^{Δ}B0，（B）1^{Δ}B180，（C）9^{Δ}B0，（D）9^{Δ}B180。

40.（　）兩個稜鏡片：一為 3^{Δ}B0、另一為 4^{Δ}B180 稜鏡所組成，其合成稜鏡度為？（A）1^{Δ}B0，（B）1^{Δ}B180，（C）-1^{Δ}B180，（D）7^{Δ}B0。

41.（　）一柱面透鏡的其柱軸在 60°，偏移後所產生的稜鏡度基底可能的方向為？（A）60°、120°，（B）60°、150°，（C）0°、90°，（D）150°、330°。[i]

42.（　）兩個稜鏡片：一為 3^{Δ}B0、另一為 4^{Δ}B90 稜鏡所組成，其合成稜鏡度為？（A）5^{Δ}B37，（B）5^{Δ}B53，（C）5^{Δ}B0，（D）5^{Δ}B90。

43.（　）基底在 37 度 5^{Δ} 的右眼稜鏡，其稜鏡度之水平分量為？（A）3^{Δ}B0，（B）3^{Δ}B180，（C）4^{Δ}B0，（D）4^{Δ}B180。

44.（　）基底在 37 度 5^{Δ} 的右眼稜鏡，其稜鏡度之垂直分量為？（A）3^{Δ}B90，（B）3^{Δ}B270，（C）4^{Δ}B90，（D）4^{Δ}B270。

45.（　）求左眼 −4.00DS 鏡片的光心下方 8 mm 且偏內 5 mm 處的一點，其合成稜鏡效果為？（A）2^{Δ}B238°，（B）3.2^{Δ}B238°（C）3.77^{Δ}B238°，（D）3.77^{Δ}B270°。

46.（　）兩個稜鏡度與基底分別為 3^{Δ}B90 與 4^{Δ}B0 的稜鏡，其組合稜鏡度為？（A）5^{Δ}，（B）6^{Δ}，（C）7^{Δ}，（D）12^{Δ}。

47.（　）兩個稜鏡度與基底分別為 3ΔB90 與 4ΔB0 的稜鏡，其組合稜鏡之基底 B 在：（A）30°，（B）53°，（C）37°，（D）85°。

48.（　）綜合驗光儀中，若二個稜鏡片稜鏡度的垂直與水平分量，分別為 $P_{1\perp} = 1.5^{\Delta}$，$P_{1//} = 2^{\Delta}$，$P_{2\perp} = 0.5^{\Delta}$，$P_{1//} = 1.6^{\Delta}$，請問其合成稜鏡度 P 為？（A）$2^{\Delta}$，（B）$2.5^{\Delta}$，（C）$3.6^{\Delta}$，（D）$4.12^{\Delta}$。

49.（　）綜合驗光儀中，若二個稜鏡片稜鏡度的垂直與水平分量，分別為 $P_{1\perp} = 1.5^{\Delta}$，$P_{1//} = 2^{\Delta}$，$P_{2\perp} = 0.5^{\Delta}$，$P_{1//} = 1.6^{\Delta}$，請問其合成稜鏡度 P 與水平軸（0° 軸）之夾角為？（A）22.18°，（B）26.34°，（C）29.05°，（D）32.6°。

50.（　）將配載者的右眼鏡片置於鏡片驗度儀後發現有稜鏡。稜鏡讀出 2.00^{Δ} 基底 30 度。該稜鏡之垂直稜鏡度為？（A）0.5^{Δ}B90，（B）1^{Δ}B90，（C）1.73^{Δ}B90，（D）2^{Δ}B90。

51.（　）將配載者的右眼鏡片置於鏡片驗度儀後發現有稜鏡。稜鏡讀出 2.00^{Δ} 基底 30 度。該稜鏡之水平稜鏡數為？（A）0.5^{Δ}B0，（B）1^{Δ}B0，（C）1.73^{Δ}B0，（D）2^{Δ}B0。

52.（　）若一眼鏡處方為 OD：+3.00DS ，OS：+3.50DS ，雙眼實際 PD 值為 64 mm，若眼鏡做好後，左右眼鏡片光心皆內移 2 mm（PD 為 60 mm），問在視軸處產生的稜鏡效果　為？（A）0.5^{Δ}BI，（B）1^{Δ}BO，（C）1.3^{Δ}BI，（D）1.3^{Δ}BO。

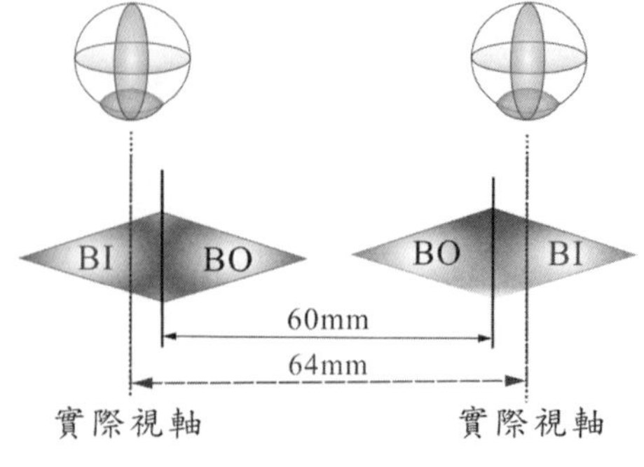

圖 9. 正透鏡移心的等效稜鏡度

（八）稜鏡對透鏡厚度的影響

53.（　）某鏡片的尺寸是 54 mm，折射率為 1.80 的鏡片被磨成橢圓形，其顳側邊緣厚度為 4.2 mm，鼻側邊緣厚度則為 3.2 mm。此鏡片幾何中心處的稜鏡效應為？（A）0.5^{Δ}，（B）1^{Δ}，（C）1.3^{Δ}，（D）1.48^{Δ}。

54.（　）某鏡片直徑為 50 mm 且折射率為 1.5。若該鏡片的頂端厚度為 2 mm，底部厚度為 5 mm。請問鏡片中央產生的垂直稜鏡量為？(A) 1^{Δ}，(B) 2^{Δ}，(C) 3^{Δ}，(D) 4^{Δ}。[ii]

55.（　）某正度數的皇冠玻璃鏡片其弦直徑為 54 mm，在無處方稜鏡的情況下，求得中心厚度為 3.4 mm。若需增加 2.5 個稜鏡度、基底向內的稜鏡處方，則鏡片的中心厚度將為？（A）3.6mm，（B）4.7mm ，（C）5.8mm ，（D）6.5mm。

---

i. 黃敬堯等審閱，《配鏡學總論（下）：鏡片應用篇》（第三版），第12章，P.121，ISBN: 978-986-92667-4-1（2016）

ii. 黃敬堯等審閱，《配鏡學總論（下）：鏡片應用篇》（第三版），第16章，P.129，ISBN: 978-986-92667-4-1（2016）

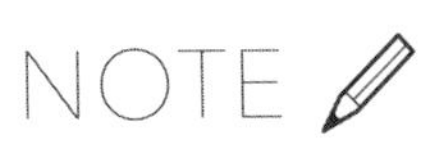
NOTE

第九章　厚透鏡與透鏡厚度

學習要點

- ✓ 厚透鏡的基本定義、六個基本點、厚透鏡的等效屈光力、前頂點與後頂點焦距、鏡片轉換因子。
- ✓ 透鏡厚度計算。

① **透鏡六個基本點**：球面透鏡的三對主要基點為：主點（principle point）、節點（nodal point）、焦點（focal point），其中包含物方焦點、像方焦點；物方主點、像方主點；物方節點、像方節點。單球面透光物質將在該表面的兩側各有一個焦點，凸球面者為實焦點，凹球面者為虛焦點。

② **主點**：自物方入射至透鏡的平行光線，與穿透另一表面之折射光線的反向延伸線之交點，以此交點做一垂直於光軸的平面，此平面與光軸的交點即為主點。通過主點的光線，其橫向放大率為1。主平面的位置與透鏡的形式有關，如圖 1 所示。

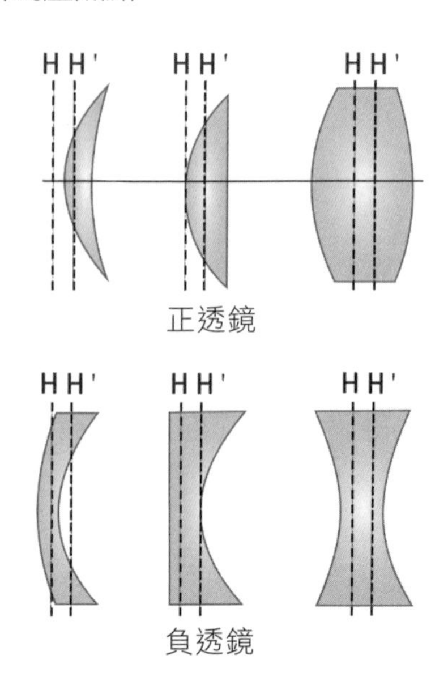

圖 1. 正、負透鏡的形式與主平面位置之關係示意

③ **節點**：通過透鏡節點的光線，其傳播方向不變；亦即，通過節點之光線，其角放大率不變。

④ **厚透鏡之焦距**：

a. 物方焦距：物方主點到物方焦點之間的距離。

b. 像方焦距：像方主點到像方焦點的距離。

⑤ **球面透鏡的後焦度**：眼鏡片的屈光力，是以鏡片後頂點到焦點的距離（後焦距）的倒數來定義的。

⑥ **透鏡厚度計算**：指光軸與透鏡前、後兩表面焦點的間距，以球面透鏡表面之曲率半徑與鏡片尺寸（直徑或半徑），近似的估算鏡片的中心厚度（矢深）。

⑦ **厚透鏡的主點屈光力**：厚透鏡的主點屈光力即該透鏡的等效屈光力。若已知一透鏡的前表面屈光力 P_1、後表面屈光力 P_2、透鏡厚度 t、折射率 n 等參數，即可以 Gullstrand's equation（古斯特蘭方程式），解出其等效屈光力 $P_{eff.}$ 為：

$$P_{eff.} = P_1 + P_2 - \left(\frac{t}{n}\right) P_1 \cdot P_2$$

⑧ 薄透鏡（厚度 t → 0），主點屈光力、前頂點屈光力和後頂點屈光力都是相等的。

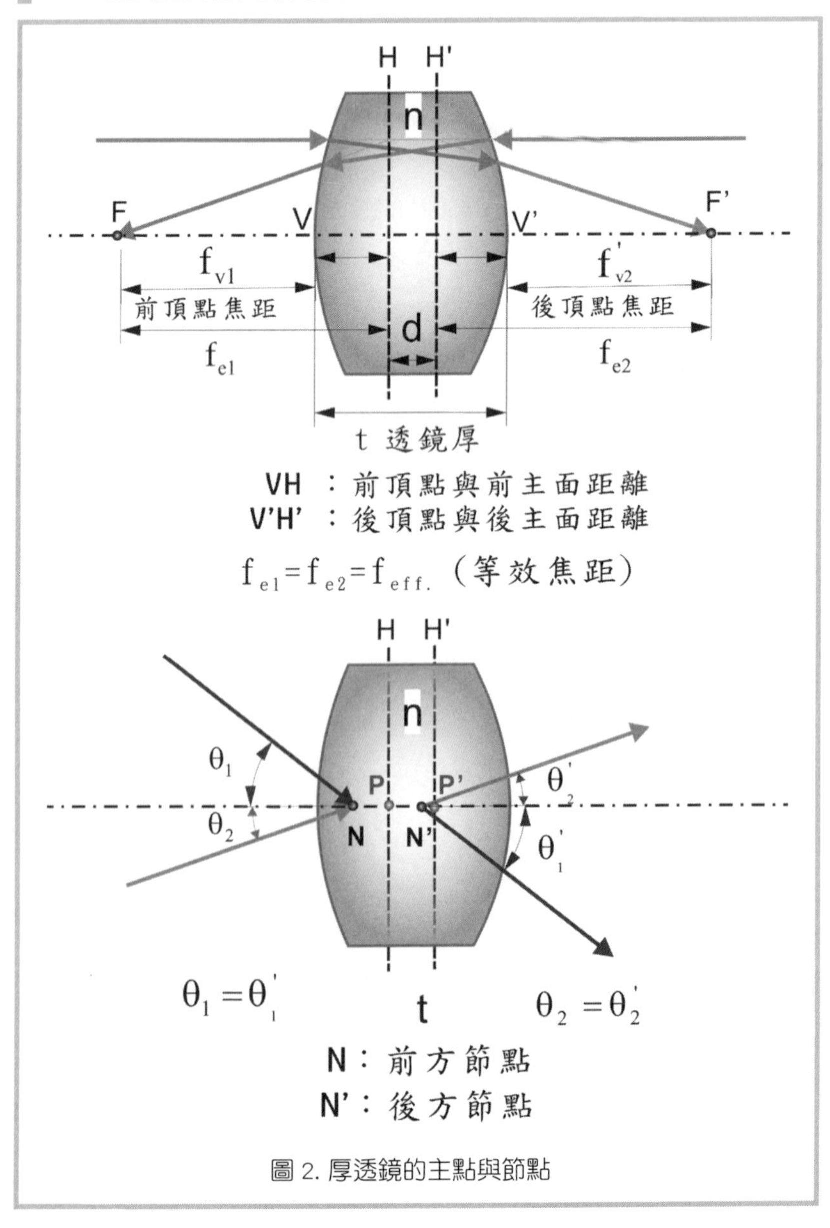

圖 2. 厚透鏡的主點與節點

厚透鏡重要參數	公　式
厚透鏡之等效屈光力 $P_{eff.} = P_{e1} = P_{e2}$	$P_{eff.} = P_1 + P_2 - (\frac{t}{n})\ P_1 \cdot P_2$
後頂點屈光力 P_{v2}	$P_{v2} = \dfrac{P_{eff.}}{1-(\frac{t}{n})\ P_1}$
前頂點屈光力 P_{v1}	$P_{v1} = \dfrac{P_{eff.}}{1-(\frac{t}{n})\ P_2}$
前頂點與前主點距離	$\overline{VH} = \dfrac{(\frac{t}{n})\ P_2}{P_{eff.}}$
後頂點與後主點距離	$\overline{V'H'} = \dfrac{-(\frac{t}{n})\ P_1}{P_{eff.}}$

備註：

透鏡之前表面屈光力 P_1，透鏡之後表面屈光力 P_2，透鏡中央之厚度 t，透鏡之折射率 n。

⑨ 鏡片折射率與轉換屈光力：

$$P_{新鏡片} = T_F \times P_{原鏡片}$$

⑩ 鏡片轉換因子：

$$T_F = \frac{n_{新鏡片} - 1}{0.536}$$

⑪ 透鏡的厚度（矢深 s）：

一已知折射率（n）之透鏡，若其半徑為 h，且表面曲率半徑 r，則其矢深 s 可表為：

$$s = r - \sqrt{r^2 - h^2}$$

若該透鏡厚度「非常薄」（$s^2 \rightarrow 0$），則其矢深 s 可表為：

$$s = \frac{h^2}{2r}$$

（一）厚透鏡的基本定義

1.（　　）透鏡的厚度是指（A）邊緣光線與透鏡前與後表面交點的間距，（B）距中心 2/3 處的光線與透鏡前與後表面之間距，（C）光軸與透鏡前、後表面交點的間距，（D）透鏡第一與第二主平面的間距。

2.（　　）若一透鏡的折射率為 n 且其中央厚度為 t，則其主平面間距 d 為（A）t，（B）$n \cdot t$，（C）$n \cdot t^{-1}$，（D）$t \cdot n^{-1}$。

3.（　　）厚透鏡的物（前）方主點至物（前）方焦點的距離（A）必等於物方頂點至物方焦點的距離，（B）必小於物方頂點至物方焦點的距離，（C）必大於像方頂點至像方焦點的距離，（D）等於像方主點至像方焦點的距離。

4.（　　）眼鏡的前（物）方焦距為？（A）前表面頂點至物方焦點的距離，（B）前方主點至前方焦點的距離，（C）前方主點至後方焦點的距離，（D）後表面頂點至物方焦點的距離。

5.（　　）當眼鏡以正向位置放置在透鏡計中時，後表面或凹表面朝向透鏡計而前表面或凸表面朝向配鏡師，則透鏡計所讀出的值為？（A）後頂點屈光力，（B）前頂點屈光力，（C）額定屈光力，（D）校正曲線屈光力。[i]

6.（　　）厚透鏡的主平面（A）與光軸垂直且通過節點，（B）與光軸垂直且通過主點，（C）與光軸垂直且通過焦點，（D）以上皆非。

7.（　　）厚透鏡的等效屈光力「不會」受哪一項因素影響？（A）透鏡的中心厚度，（B）透鏡的折射率，（C）透鏡二個表面的屈光力，（D）透鏡的頂點。

8.（　　）哪一種厚透鏡的主平面，兩個都在鏡片內部（A）雙凸透鏡，（B）平凸透鏡，（C）新月形凹透鏡，（D）平凹透鏡。

9.（　　）哪一種厚透鏡的主平面，「有可能」在鏡片外側（A）平凸透鏡，（B）平凹透鏡，（C）雙凸透鏡，（D）新月形凹透鏡。

10.（　　）光線通過厚透鏡系統的哪一對基點上，橫向放大率為 1？（A）焦點，（B）節點，（C）主點，（D）頂點。

11.（　　）光線通過厚透鏡系統的哪一對基點上，角放大率為不變？（A）焦點，（B）節點，（C）主點，（D）頂點。

（二）厚透鏡的屈光力

12.（　　）由 Trivex（n = 1.53）材質所製成的透鏡前表面屈光力為 +8.25，後表面屈光力為 –4.25D，透鏡厚度為 5.5 mm。請問此透鏡的等效屈光力為何？（A）+3.76D，（B）+4.12D，（C）+4.16D，（D）+4.25D。

13.（　　）由 Trivex（n = 1.53）材質所製成的透鏡前表面屈光力為 +8.25，後表面屈光力為 –4.25D，透鏡厚度為 5.5 mm。請問此透鏡的後頂點屈光力為何？（A）+3.76D，（B）+4.00D，（C）+4.06D，（D）+4.24D。[ii]

14.（　）一折射率 n = 1.5 的鏡片，其前表面屈光力為 +8.00D，後表面屈光力為 –4.00D，透鏡厚度為 5 mm。請問此透鏡的後主面至後頂點之距離為？（A）2.56 mm，（B）3.24 mm，（c）5.83 mm，（D）6.26 mm。

15.（　）一折射率 n = 1.5 且厚度為 0.9 cm 的厚透鏡片，其前表面屈光力 P_1 = +20.00D、後表面屈光力 P_2 = 0.00D，其等效屈光力為（A）19.20D，（B）20.00D，（C）21.05D，（D）22.37D

16.（　）一折射率 n = 1.5 且厚度為 0.9 cm 的厚透鏡片，其前表面屈光力 P_1 = +20.00D、後表面屈光力 P_2 = 0.00D，其主點焦距 f 為？（A）4 cm，（B）5 cm，（c）8 cm，（D）9 cm。

17.（　　）一折射率 $n = 1.5$ 且厚度為 0.9 cm 的厚透鏡片，其前表面屈光力 $P_1 = +20.00D$、後表面屈光力 $P_2 =0.00D$，其後頂點之屈光力為（A）19.20D，（B）20.00D，（C）21.05D，（D）22.73D。

18.（　　）一折射率 $n = 1.5$ 且厚度為 0.9 cm 的厚透鏡片，其前表面屈光力 $P_1 = +20.00D$、後表面屈光力 $P_2 = 0.00D$，其後頂點焦距 f_{v2} 為（A）3.76 cm，（B）4.14 cm，（C）4.39 cm，（D）5.22 cm。

（三）鏡片折射率與轉換屈光力

19.（　）一個折射率為 1.586 的聚碳酸酯鏡片，其鏡片測量器的讀值與屈光度的轉換因子為？（A）1.106，（B）1.232，（C）1.386，（D）1.568。

20.（　）已知聚碳酸酯的轉換因子為 1.106，且鏡片中測得鏡片的「校準度數」為 +8.12 D，求該鏡片前表面的表面屈光度為？（A）8.12D，（B）8.23D，（C）8.55，（D）8.98D。

（四）面屈光力 F

21.（　）某鏡片的校準基弧 （TBC）是 +7.19，直徑為 52 mm，且有平的後表面，邊緣厚度為 1.6 mm，則鏡片的中心厚度（CT）　為？（A）5.2 mm，（B）6.3 mm，（C）6.8 mm，（D）7.2 mm。[iii]

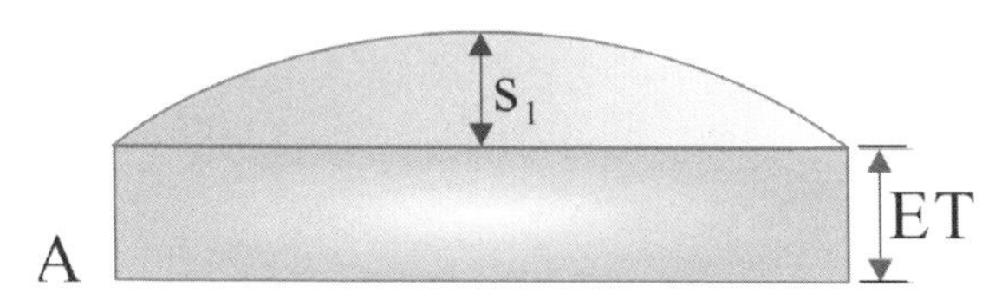

圖 3. 凸平透鏡（邊緣厚不為零）

22.（　）鏡片度數 = +3.00 D，折射率 = 1.53，鏡片直徑 = 50 mm，鏡片形式是平凸鏡片（前弧為 +3.00 D，後表面呈平坦），邊緣厚度為 0（無邊緣厚度的鏡片稱為刃邊）。此鏡片無移心（光學中心正好位於邊形的中央）。其中心厚度為？（A）0.5 mm，（B）1.5 mm，（C）1.8 mm，（D）3.0 mm。[iii]

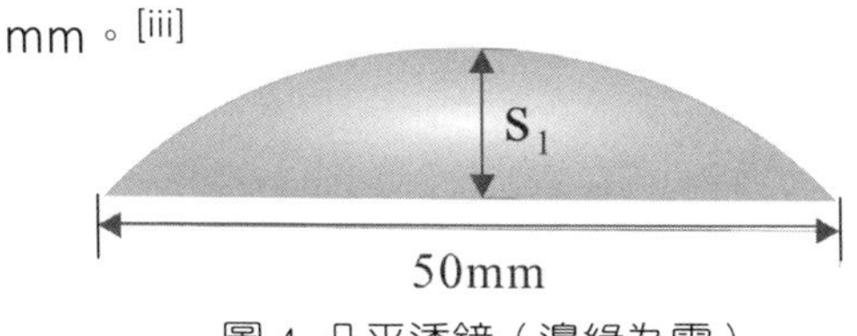

圖 4. 凸平透鏡（邊緣為零）

23.（　）某鏡片表面的曲率半徑為 83.7mm ，鏡片直徑為 50mm，其前表面的矢狀切面深度為（A）0.8mm，（B）2.8mm，（C）3.2mm，（D）3.8mm。

---

i. Ellen Stoner, Patricia Perkins, Roy Ferguson, "OPTICAL FORMULAS TUTORIAL", P. 206, Second Edition, ISBN-13: 978-0-7506-7504-8，Elsevier Inc. (2005)

ii. Ellen Stoner, Patricia Perkins, Roy Ferguson, "OPTICAL FORMULAS TUTORIAL", P. 91, Second Edition, ISBN-13: 978-0-7506-7504-8，Elsevier Inc. (2005)

iii. 黃敬堯等審閱，《配鏡學總論（下）：鏡片應用篇》（第三版），第 13 章，P.62，ISBN: 978-986-92667-4-1（2016）

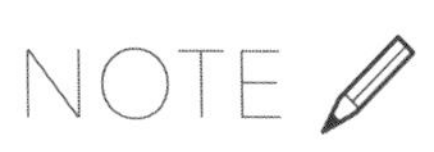
NOTE

第十章　多焦與特殊鏡片

學習要點

✓ 子片的形式、近附加、鏡片度數計算、近用稜鏡度、三光鏡片、跳像、調節與效應。

① 雙焦鏡片的子片類型：

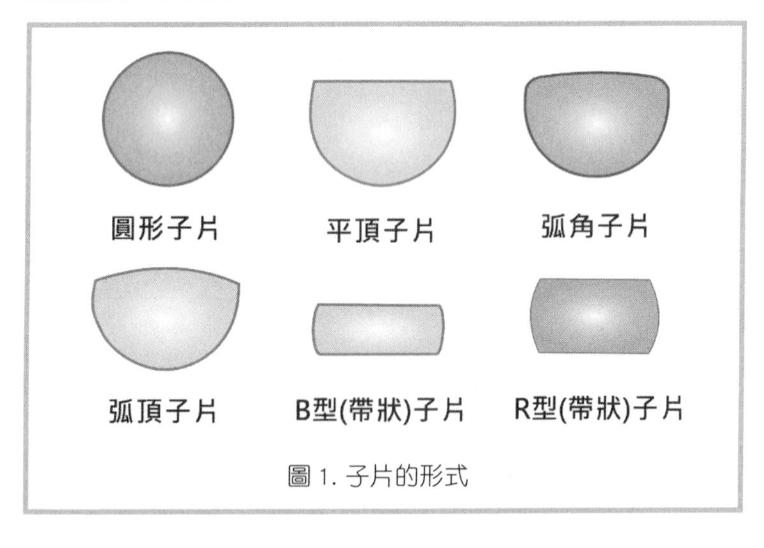

圖 1. 子片的形式

② 雙焦鏡片的屈光度與近附加

雙焦點鏡片度數計算：

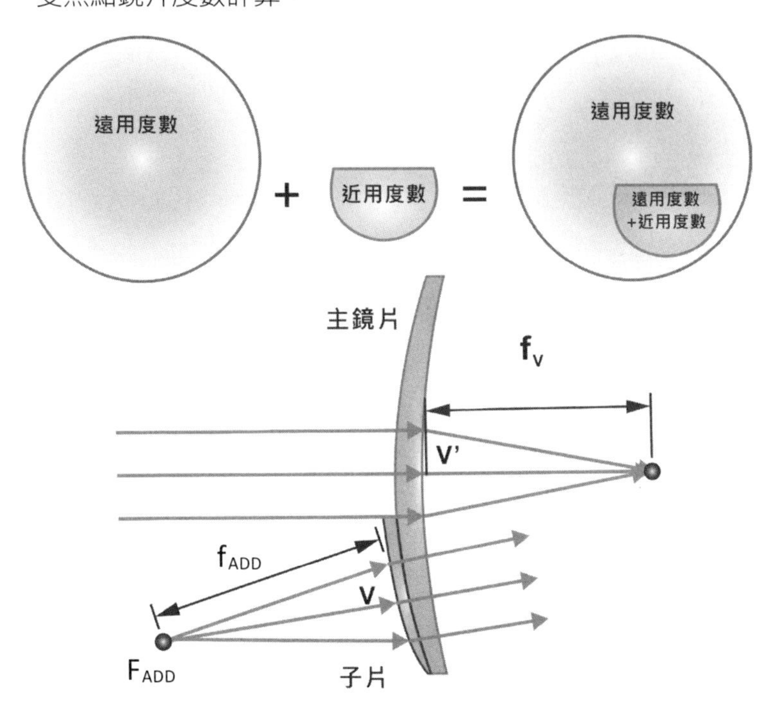

圖 2. 雙焦鏡片的屈光度與近附加

③ 三光鏡片區域區分

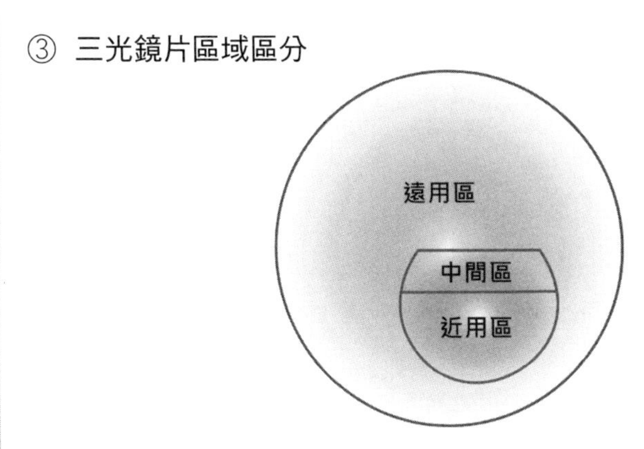

圖 3. 三光鏡片的區分

（一）雙光鏡片的子片

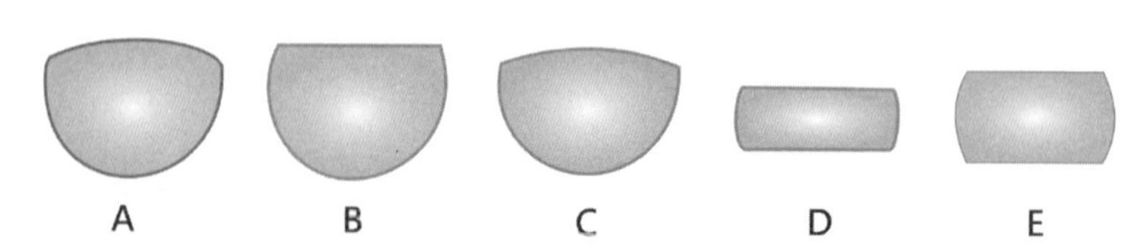

1.（　　）參考上圖，圖中的 A 是哪一種類型的子片（A）弧頂子片，（B）弧角子片，（C）平頂子片，（D）B 型子片。

2.（　　）參考上圖，圖中的 B 是哪一種類型的子片（A）弧頂子片，（B）弧角子片，（C）平頂子片，（D）B 型子片。

3.（　　）參考上圖，圖中的 C 是哪一種類型的子片（A）弧頂子片，（B）弧角子片，（C）平頂子片，（D）B 型子片。

4.（　　）參考上圖，圖中的 D 是哪一種類型的子片（A）弧頂子片，（B）弧角子片，（C）平頂子片，（D）B 型子片。

5.（　　）參考上圖，圖中的 E 是哪一種類型的子片（A）弧頂子片，（B）弧角子片，（C）R 型子片，（D）B 型子片。

6.（　　）E 型鏡片是下列何種多焦點眼鏡（A）一體成形，（B）膠合子片，（C）熔合。

7.（　　）能取代 Rede-Rite 雙光鏡片且可能表現更佳的鏡片為（A）ED 三光鏡片，（B）一般漸進多焦點鏡片，（C）上下顛倒的 E 型鏡片，（D）並無可替代的鏡片。[i]

8.（　　）一個無稜鏡修正的雙光鏡片，其主參考點（MRP）位置在（A）子片的頂點，（B）子片的光心，（C）瞳孔的中心，（D）鏡片的幾何中心。

9.（　　）三光鏡片一般區分不包含下列哪一區域（A）中間區，（B）近用區，（C）模糊區，（D）遠用區。

10.（　　）下列何者「非」常見的雙光或三光鏡片的製作方式（A）螺絲榫接，（B）膠合，（C）一體成形，（D）熔合。

11.（　　）所謂的CT子片，即是（A）平頂子片，（B）弧頂子片，（C）圓頂子片，（D）弧形子片。

12.（　　）子片頂端為直線且橫跨整個鏡片占據整個鏡片下半部者為（A）平頂子片，（B）弧頂子片，（C）Franklin子片，（D）弧形子片。

13.（　　）類似「富蘭克林式鏡片」與「平頂雙光鏡片」相結合的三光鏡片稱為（A）四光鏡，（B）ED，（C）DBL，（D）Rede-Rite。

14.（　　）由鏡片外側看不見鏡片，僅能以手指觸碰鏡片表面，將無法分辨以下何種多焦點鏡片和單光鏡片之差異？（A）一體成形結構的多焦點鏡片，（B）熔合玻璃多焦點鏡片，（C）膠合子片型多焦點鏡片，（D）可分辨上述鏡片與單光鏡片之差異。[ii]

15.（　　）多焦點鏡片的基本曲線是（A）表面分割處的曲線，（B）表面分割處最陡的曲線，（C）表面上最平坦的曲線，（D）表面上最陡的曲線。[iii]

（二）雙焦鏡片的屈光度與近附加

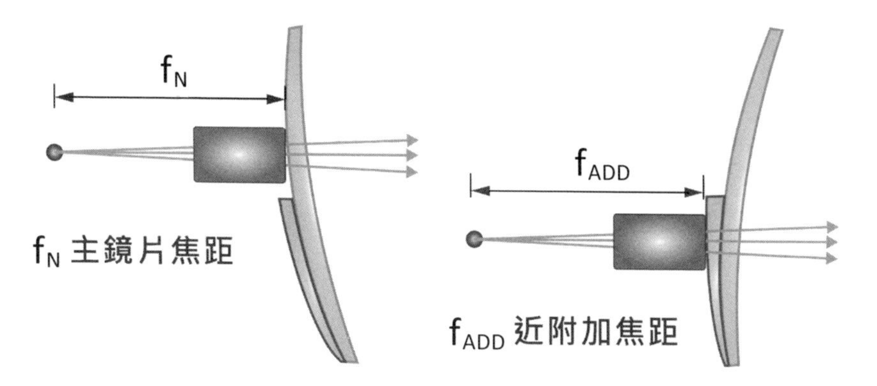

16.（　　）何者是「子片型多焦點鏡片」度數的正確敘述（A）近用度數 – 遠用度數 = 近用加入度，（B）遠用度數 + 近用度數 = 近用處方，（C）近用加入度 = 遠用度數 – 近用度數，（D）近用度數 – 遠用度數 = 近用處方。

17.（　　）三光鏡片中間區的「中間加入度」為（A）遠用度數的 50%，（B）近用度數的 50%，（C）近附加的 50%，（D）（遠用度數 + 近用度數）的 50%。

18.（　　）鏡片遠用區的球面度數為 –2.50D，近用加入度為 +2.50 D，則子片的近用度數為（A）–2.50D，（B）+0.00D，（C）+2.50D，（D）+5.00D。

19.（　　）設一個三光多焦鏡片的度數：遠用區為 –2.50/–1.25 X 160、近附加為 +2.25，製作成三光鏡片，請問其中間區加入度為（A）+0.50D，（B）–1.00D，（C）–1.25D，（D）+1.13D。

20.（　　）一子片型多焦鏡片的度數：遠用區為 –1.00 /–1.00X180、中間區為 +0.50/–1.00 X180、近用區為 +1.50/–1.00X180，則其近附加為（A）+1.75 D，（B）+2.00 D，（C）+2.25 D，（D）+2.50 D。

21.（　　）一配載者的眼鏡度數量測值為 +0.25/–0.50X180，+0.25/–0.50X180，加入度數 +1.50，若該員決定只配單光閱讀眼鏡，其所訂購之眼鏡度數為（A）+0.25/–0.50 X 180，（B）+0.5/–0.50 X 180，（C）+1.75/–0.50 X 180，（D）+1.50/–0.50 X 180。

22.（　）三光鏡片度數R：+0.25D/−0.25DCX170，L：+0.25D/−0.25DCX010，且近用加入度為+2.50D。配戴者不在乎遠距處方，而想在半眼鏡架內安裝具備清晰的中距離視力的三光鏡片，其鏡片度數應為（A）+0.50D/−0.25DCX170、+1.50D/−0.25DCX010，（B）+1.50D/−0.25DCX170、+1.50D/−0.25DCX010，（C）+0.50D/−0.25DCX170、+0.50D/−0.25DCX010，（D）+0.75D/−0.25DCX170、+0.75D/−0.25DCX010。

（三）跳像（image jump）：

當眼睛視覺跨越雙（或三）光鏡片的子片分界線時，將使影像產生突然的位移，稱為跳像。雙光鏡片的跳像量可以 Prentice rule 表示為：

$$\Delta = C \times P$$

式中，C：子片中心與鏡片分界線之距離，P：近附加度數。

23.（　）一個近附加是 +2.00D 且具有 22mm 圓形子片的雙光鏡片，將產生的跳像量為（A）0.5^{Δ}，（B）1^{Δ}，（C）2^{Δ}，（D）2.2^{Δ}。

24.（　）一個近附加 = +1.50 D 的平頂子片，若其子片寬度 = 25 mm，子片深度 = 17.5mm，將產生的跳像量為（A）0.5^{Δ}，（B）0.75^{Δ}，（C）1^{Δ}，（D）2^{Δ}。

（四）子片內偏距：

以多焦鏡片的子片做偏移，可以矯正近用的水平稜鏡度。其偏移量可表為：

子片內偏距 = $\frac{\text{遠用瞳距}-\text{近用瞳距}}{2}$；

處方稜鏡所需增加的子片內偏距：$C_a = \frac{\text{近用稜鏡}}{ADD_N}$；

子片總內偏距 = 子片內偏距 + C_a；

所需最小子片尺寸 = $(10 + C_a) \times 2$。

25.（　）一副眼鏡的瞳距為 64/60，請問其子片的內偏距為（A）1.25mm，（B）2mm，（C）3.5mm，（D）4mm。

26.（　）一副眼鏡具有：右眼 +2.00DS/−1.00DC×180，1.25ΔBI 於近用區；左眼 +2.00DS/−1.00DC×180，1.25ΔBI 於近用區，加入度 +2.25D，求處方稜鏡所需增加的子片內偏距為（A）2.5mm，（B）3.25mm，（C）5.5mm，（D）7.5mm。

27.（　）一副眼鏡具有：右眼 +2.00 – 1.00 x 180，1.25ΔBI 於近用區；左眼 +2.00 – 1.00 x 180，1.25ΔBI 於近用區，加入度 +2.25D，求子片總內偏距為（A）2.5mm，（B）3.25mm，（C）5.5mm，（D）7.5mm。

28.（　）一副眼鏡具有：右眼 +2.00 – 1.00 x 180，1.25ΔBI 於近用區；左眼 +2.00 – 1.00 x 180，1.25ΔBI 於近用區，加入度+2.25D，求子片所需之最小尺寸為（A）15mm，（B）22mm，（C）28mm，（D）31mm。[iv]

（五）漸進多焦點鏡片

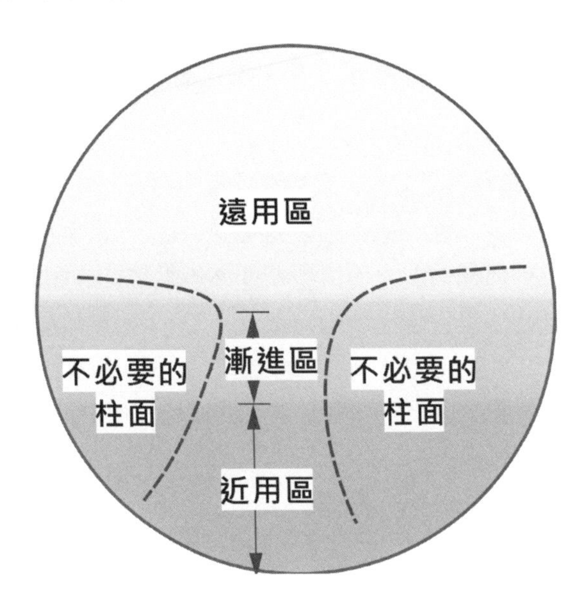

圖 4. 漸進多焦點鏡片的基本結構區分

29.（　）下列何者通常不是漸進多焦點鏡片之重要的配鏡因素？（A）良好的前傾斜角度，（B）較短的頂點距離，（C）足夠的垂直鏡框尺寸，（D）指定漸進通道的鼻側旋轉量。[v]

30.（　）下列何種情況之通用型漸進多焦點鏡片的配鏡十字裝配，會高於鏡片製造商的建議值？（A）較矮的配戴者，（B）較高的配戴者，（C）遠離光學中心可能存在稜鏡不平衡的位置，（D）若漸進多焦點鏡片是用於抑制兒童的調節性內斜視。

31.（　）製造商常利用「配鏡十字」協助確認漸進區位置，配鏡十字通常位於（A）鏡片中心，（B）漸進區起點上方 4 mm，（C）漸進區起點下方 4 mm，（D）遠用參考點上。[vi]

32.（　）為仍具有調節能力的兒童裝配漸進多焦點鏡片時，其配鏡十字通常位於（A）瞳孔中央，（B）瞳孔中央下方 2 mm，（C）瞳孔中央下方 4 mm，（D）下眼臉。[vii]

33.（　　）主要參考點的同義字為（A）配鏡十字，（B）遠用參考點，（C）稜鏡參考點，（D）近用參考點。

34.（　　）一般裝配漸進多焦點鏡片時，鏡框必須至少有幾度的前傾角（A）5-8 度，（B）6-10 度，（C）8-10 度，（D）10-12 度。

35.（　　）裝配漸進多焦點鏡片時，下列哪一項對配戴者的滿意度影響最大？（A）配鏡的精準度，（B）選擇的漸進多焦點鏡片的品牌與類型，（C）驗證的精準度，（D）選擇的鏡片材料種類。

36.（　　）下列何者不是查看漸進多焦點鏡片之隱形標記的建議方式？（A）將鏡片置於黑色背景的前方並從後方照亮，（B）手持鏡片並透過鏡子的反射光查看表面，（C）使用針對照明和放大鏡片表面所設計的設備，（D）手持鏡片並置於螢光照明光源前方加以檢視。[viii]

37.（　　）漸進多焦點鏡片不必要的周邊柱面度數（A）隨著加入度數增加而增多，（B）隨著加入度數增加而減少，（C）不受加入度數的影響，（D）等於遠用處方的柱面度數。

38.（　　）遠用區至近用區的漸進度數變化速率可快或慢。若變化速率快，將不會出現以下何者狀況？（A）中間區的寬度通常較窄，（B）近用區通常較小，（C）鏡片的漸進區較短，（D）更多不必要的周邊柱面。

39.（　　）有清晰遠用視力的老花矯視習慣者，較易抱怨何種漸進多焦點鏡片？（A）軟式設計的鏡片，（B）硬式設計的鏡片，（C）無法預測。

40.（　　）近用型變焦鏡片具有遞減度數，遞減度數為（A）近用區主鏡片中間的度數範圍，（B）處方遠用度數和近用度數的差值，由近用區至遠用區，（C）變焦鏡片的總近用度數至鏡片頂端度數的度數範圍，（D）近用區至配鏡十字的度數範圍。

---

i. 黃敬堯，路建華等審閱，《配鏡學總論（下）：鏡片應用篇》（第三版），第 19 章，P.189，ISBN: 978-986-92667-4-1（2016）。

ii. 黃敬堯，路建華等審閱，《配鏡學總論（下）：鏡片應用篇》（第三版），第 19 章，P.188，ISBN: 978-986-92667-4-1（2016）。

iii. Ellen Stoner, Patricia Perkins, Roy Ferguson, "OPTICAL FORMULAS TUTORIAL", P. 158, Second Edition, ISBN-13: 978-0-7506-7504-8，Elsevier Inc.（2005）。

iv. 黃敬堯，路建華等審閱，《配鏡學總論（下）：鏡片應用篇》（第三版），第 19 章，P.187，ISBN: 978-986-92667-4-1（2016）。

v. 黃敬堯，路建華等審閱，《配鏡學總論（下）：鏡片應用篇》（第三版），第 20 章，P.194，ISBN: 978-986-92667-4-1（2016）。

vi. 黃敬堯，路建華等審閱，《配鏡學總論（下）：鏡片應用篇》（第三版），第 20 章，P.225，ISBN: 978-986-92667-4-1（2016）。

vii. 黃敬堯，路建華等審閱，《配鏡學總論（下）：鏡片應用篇》（第三版），第 20 章，P.224，ISBN: 978-986-92667-4-1（2016）。

viii. 黃敬堯，路建華等審閱，《配鏡學總論（下）：鏡片應用篇》（第三版），第 20 章，P.226，ISBN: 978-986-92667-4-1（2016）。

第十一章　鏡片材料與鍍膜

學習要點

✓ 鏡片材料、色散與阿貝數、鍍膜、鏡片的重要測試。

（一）鏡片材料特性

1. （　　）正確眼鏡術語中，用來表示「每日使用而非運動或安全用途眼鏡」者為何？（A）標準眼鏡，（B）每日眼鏡，（C）正式眼鏡，（D）日常用眼鏡。

2. （　　）請問以下何者不是天然水晶鏡片的優點？（A）堅硬，（B）不易起霧，（C）熱膨脹係數小，（D）可濾除紫外（UV）光。

3. （　　）請問以下何者不是天然水晶鏡片的缺點？（A）天然水晶晶瑩剔透不易有雜質，（B）易有雙折射現象，（C）容易熱漲冷縮 ，（D）不易脆裂。

4. （　　）以下何者為玻璃鏡片的優點？（A）較樹酯鏡片耐高溫，（B）容易染色，（C）較樹酯鏡片不易起霧，（D）抗衝擊性高。

5.（　　）以下何者為玻璃鏡片的缺點？（A）較樹酯鏡片不耐刮傷，（B）容易變形，（C）容易起霧，（D）透光性較低。

6.（　　）下列何者不是玻璃鏡片的優點？（A）能吸收小於 320 nm 玻璃的紫外線，（B）化學穩定性較高，（C）可見光透過率可達 90% 至 92%，（D）阿貝數低於 30，色散度高。

7.（　　）玻璃鏡片的主要成分是何種物質？（A）氧化硼，（B）氫氧化鈉，（C）二氧化矽，（D）氧化鈉。

8.（　　）關於皇冠玻璃鏡片的敘述，何者為真？（A）–2.50D 高折射率玻璃鏡片比一般折射率玻璃鏡片更重，（B）8.00D 高折射率玻璃鏡片比一般折射率玻璃鏡片更重，（C）皇冠玻璃是折射率為 1.523 且色散較大的鏡片材料，（D）已有折射率 1.9 的皇冠玻璃，但耐衝擊度過高故不適用於眼鏡。[i]

9.（　　）用於檢查玻璃鏡片是否經過熱處理的儀器稱為？（A）阿法鏡（alphascope），（B）貝塔鏡（betascope），（C）考爾瑪鏡（colmascope），（D）德爾塔鏡（deltascope）。

10.（　　）在熱硬化裝置中將玻璃鏡片加熱後，於鏡片兩面吹氣的目的是（A）為了在鏡片內產生應力，以增加耐衝擊性，（B）為了快速冷卻鏡片，使之可裝入鏡架，（C）為了防止灰塵沾染炙熱的鏡片表面，（D）為了確保鏡片冷卻均勻。

11.（　　）下列常用的眼鏡鏡片，何者的密度（每立方公分的重量）最小？（A）皇冠玻璃，（B）聚碳酸醋，（C）CR-39，（D）TriveX。

12.（　　）下列平光鏡片中何種最耐衝擊？（A）厚度為 3 mm 的變色化學硬化玻璃鏡片，（B）厚度為 2 mm 的聚碳酸醋鏡片，（C）厚度為 3 mm 經熱處理的皇冠玻璃鏡片，（D）厚度為 3 mm 的 CR-39 鏡片。

13.（　　）下列何種鏡片最耐衝擊？（A）厚度為 2.2 mm 未經熱處理或化學回火的皇冠玻璃鏡片，（B）厚度為 2.2 mm 經熱處理的皇冠玻璃鏡片，（C）厚度為 2.2 mm 經化學回火的皇冠玻璃鏡片，（D）厚度為 2.2 mm 未經化學回火的皇冠玻璃鏡片。

14.（　　）美國食品與藥物管理局強制執行的日常用眼鏡最小厚度要求條件為何？（A）1.0 mm，（B）1.5 mm，（C）2.2 mm，（D）無最小厚度要求條件。

15.（　　）零售商於何種狀況下會配製不耐衝擊的處方鏡片？（A）配戴者簽署棄權聲明書而自行承擔責任時，（B）無其他類型的耐衝擊鏡片可滿足配戴者的視覺需求時，（C）當鏡片是高折射率玻璃，無法進行熱處理或化學回火時，（D）以上皆是。

16.（　　）針對某人的配鏡需求，告知其最安全選擇為何的「告知責任」是：（A）一種法律責任，（B）一種專業責任，（C）兼其專業責任與法律責任，（D）以上皆非。

17.（　　）玻璃工作者容易得白內障的原因，據信是由何種原因造成的？（A）紫外線輻射，（B）短波可見光，（C）紅外線輻射，（D）紫外線輻射與短波可見光一起。

（二）色散與阿貝數

阿貝數，在物理光學中，被稱為 V- 數，是非常重要的一種材料色散度參數。

V 值越高，表示色散程度越低（色差小），即：

$$V_d = \frac{n_D - 1}{n_F - n_c}$$

其中 n_D、n_F 和 n_C 是材料，以 Fraunhofer D（氦黃線）、F（氫藍線）和 C（氫紅線）的波長（λ_D、λ_F、λ_c）入射該介質時的折射率。其中，λ_D = 589.3 nm， λ_F = 486.1nm， λ_c = 656.3 nm。

18.（　　）下列何種光學參數是用來判斷光學材料的色散指標？（A）色溫係數，（B）楊氏係數，（C）色純度，（D）阿貝數。

19.（　　）用於人眼視覺的鏡片材料之阿貝數（Abbe number）範圍一般為何？（A）20-50，（B）30-60，（C）40-70，（D）50-80。

20.（　　）測量光透明材料的重要參數是阿貝數（Abbe number），在英、美國皆採用何種光作為其測試光參考波長？（A）汞綠光，（B）氫紅光，（C）氫藍線，（D）氦黃線。

21.（　）關於阿貝數的描述，何者為真？（A）鏡片的阿貝數越大，色散越嚴重，（B）鏡片的阿貝數越小，色散越嚴重，（C）光線經過阿貝數越大的鏡片，藍光與紅光的分散程度越大，（D）眼鏡的阿貝數 20-40 較佳。

22.（　）白光經過透明物質後，因不同波長的光感受到的折射率不同，將造成顏色分散，此現象稱為？（A）散射，（B）色散，（C）反射，（D）全反射。

23.（　）若對冕牌玻璃（K9）的玻璃鏡片進行色散量測，測出 $n_D = 1.5163$，$n_F = 1.52195$，$n_c = 1.51389$，求其阿貝數應為何？（A）36.28，（B）56.04，（C）60.26，（D）64.06。

24.（　）鋇冕玻璃（BaK7）的鏡片進行色散量測，測出 $n_D = 1.5688$，$n_F = 1.57597$，$n_c = 1.56582$，求其阿貝數值為何？（A）36.28，（B）56.04，（C）60.26，（D）64.06。

表一

光譜標示符號	色視覺	測試光波長（nm）	冕牌玻璃（K9）	鋇冕玻璃（BaK7）
-	紫外	365.0	1.53582	1.59417
h	靛藍	404.7	1.52982	1.58620
G	藍	435.8	1.52626	1.58154
F	青綠	486.1	1.52195	1.57597
e	深綠	546.1	1.51829	1.57130
D	黃	589.3	1.51630	1.56880
C	紅	656.3	1.51389	1.56582
A	深紅	766.5	1.51107	1.56238
-	紅外	950.8	1.50778	1.55866

（三）鍍膜

單層抗反射鍍膜：單層抗反射膜的理想折射率，為該「鏡片折射率的平方根」。

25.（　）抗反射鍍膜對以下哪類的入射光最有效？（A）正向（0° 角）入射鏡片的光，（B）斜 45° 入射鏡片的光，（C）斜 60° 入射鏡片的光，（D）抗反射鍍膜與光的入射角無關。

26.（　）若一片高折射率鏡片的折射率為 1.5，加於鏡片上的單層抗反射鍍膜，其理想的折射率應為多少？（A）1.13，（B）1.22，（C）1.5，（D）2。

27.（　）一枚完全透明的 CR-39 塑膠鏡片的折射率為 1.498，其穿透率百分比為（A）96.02%，（B）94.52%，（C）93.02%，（D）92.2%。

28.（　）光線從空氣（n = 1）朝向一片前表面穿透率為 50% 與後表面穿透率為 40% 的鏡片傳播，所得到的總穿透率為？（A）20%，（B）45%，（C）80%，（D）90%。

29.（　）光自空氣中，朝一片未經鍍膜處理的透明鏡片入射，若鏡片折射率 n = 1.73，請問穿透鏡片後表面的光強度比例為？（A）94%，（B）92.2%，（C）88%，（D）86.2%。

30.（　）以下所有鏡片都以真空鍍膜鍍成為等同「#3 灰色」的染色鏡片。哪一個鏡片顏色會最深？（A）+7.00D 的鏡片，（B）平光，（C）要看是邊緣還是中央部分，（D）所有的鏡片都一樣深。[ii]

31.（　）抗刮傷鍍膜將會導致鏡片的反射光（A）稍微減少，（B）稍微增加，（C）維持不變。

32.（　　）對一片有輕微刮傷的鏡片鍍抗反射膜，將會（A）使刮傷會更明顯，（B）使刮傷更不明顯，（C）不影響刮傷外觀。

33.（　　）何種鏡片的染色「不可以」移除後再重新上色？（A）真空鍍膜鏡片，（B）內部染色鏡片，（C）塑膠鏡片，（D）以上皆非。[iii]

34.（　　）下列何種鏡片可以使用抗反射鍍膜？（A）輕度染色的玻璃鏡片，（B）太陽鏡片，（C）玻璃變色鏡片，（D）以上皆可。

（四）鏡片測試

35.（　　）何者是基本衝擊等級安全眼鏡的最小厚度？（A）2.0 mm，（B）2.2 mm，（C）3.0 mm，（D）3.2 mm。

36.（　　）對鏡片進行「高速衝擊測試」時，是用一顆直徑 0.25 英寸且速度（A）100 英尺／秒，（B）120 英尺／秒，（C）150 英尺／秒，（D）200 英尺／秒 的鋼球衝擊鏡片實施測試。

37.（　　）對鏡片進行「高重物衝擊測試」時，是自（A）20 英尺，（B）46 英尺，（C）51.2 英尺，（D）120 英尺 高處投下一顆直徑 1 英寸的尖銳射彈進行測試的。

38.（　　）下列何種鏡片最可能破裂？（A）未刮傷的鏡片，（B）前表面被刮傷的鏡片，（C）後表面被刮傷的鏡片，（D）前述的各鏡片破裂的可能性均等。[iv]

39.（　　）判定「適合日常用眼鏡鏡片」的耐衝擊性標準之「裁判測試」為何？（A）一顆直徑 1 英寸的鋼球自 50 英寸高度落下至鏡片的前表面，（B）一顆直徑 1 英寸的鋼球自 52 英寸高度落下至鏡片的前表面，（C）一顆直徑 5/8 英寸的鋼球自 50 英寸高度落下至鏡片的前表面，（D）一顆直徑 5/8 英寸的鋼球自 52 英寸高度落下至鏡片的前表面。

40.（　）判定「基本衝擊等級處方安全鏡片」的耐衝擊性標準之「裁判測試」為何？（A）一顆直徑 1 英寸的鋼球自 50 英寸高度落下至鏡片的前表面，（B）一顆直徑 1 英寸的鋼球自 52 英寸高度落下至鏡片的前表面，（C）一顆直徑 $^5/_8$ 英寸的鋼球自 50 英寸高度落下至鏡片的前表面，（D）一顆直徑 $^5/_8$ 英寸的鋼球自 52 英寸高度落下至鏡片的前表面。

41.（　）何種鏡片需要個別進行落球測試？（A）–5.00D 單光皇冠玻璃鏡片，（B）+2.50D 單光聚碳酸醋鏡片，（C）–1.00D 單光變色稜鏡削薄鏡片，（D）+1.75D 富蘭克林式（E 型）皇冠玻璃雙光鏡片。

42.（　）下列何種鏡片必須個別進行落球測試，而不只是批次測試或免除測試？（A）一片庫存的高折射率塑膠抗反射鍍膜鏡片，（B）一片皇冠玻璃 E 型雙光鏡片，（C）一片熔合平頂 25 變色玻璃雙光鏡片，（D）一片玻璃稜鏡削薄鏡片。

43.（　）使用「小型高速射彈」對全新無刮痕的鏡片，進行耐衝擊性測試時，何者的耐衝擊性最佳？（A）CR-39，（B）化學硬化的皇冠玻璃，（C）熱回火的皇冠玻璃，（D）聚碳酸酯鏡片。

44.（　　）使用「小型高速射彈」對相同度數和厚度的下列各種鏡片，進行耐衝擊性測試時，何者的耐衝擊性最佳？（A）未經處理的皇冠玻璃鏡片，（B）化學回火的皇冠玻璃鏡片（C）化學回火的變色鏡片，（D）CR-39 鏡片。

45.（　　）使用「大型低速移動物體測試」對相同度數和厚度的下列各種鏡片，何種鏡片材料可展現較佳的耐衝擊性？（A）未經處理的皇冠玻璃鏡片，（B）化學回火的皇冠玻璃鏡片，（C）CR-39 鏡片化，（D）以上皆非。

46.（　　）何者是基本衝擊等級安全眼鏡的最小厚度？（A）2.2 mm，（B）3.0 mm（除了 +3.00 D 以上，其最小厚度為 2.5 mm），（C）3.2 mm（除了 +3.00 D 以上，其最小厚度為 2.8 mm），（D）3.2 mm（除了 +3.00 D 以上，其最小厚度為 2.5 mm）。

47.（　　）何者是高衝擊等級安全眼鏡的最小厚度？（A）2.0 mm，（B）3.0 mm（除了 +3.00 D 以上，其最小厚度為 2.5 mm），（C）3.2 mm（除了 +3.00 D 以上，其最小厚度為 2.8 mm），（D）3.2 mm（除了 +3.00 D 以上，其最小厚度為 2.5 mm）。

NOTE

i. 黃敬堯，路建華等審閱，《配鏡學總論（下）：鏡片應用篇》（第三版），第 23 章，P.308，ISBN: 978-986-92667-4-1（2016）.

ii. 黃敬堯，路建華等審閱，《配鏡學總論（下）：鏡片應用篇》（第三版），第 23 章，P.305，ISBN: 978-986-92667-4-1（2016）.

iii. 黃敬堯，路建華等審閱，《配鏡學總論（下）：鏡片應用篇》（第三版），第 23 章，P.306，ISBN: 978-986-92667-4-1（2016）.

iv. 黃敬堯，路建華等審閱，《配鏡學總論（下）：鏡片應用篇》（第三版），第 23 章，P.309，ISBN: 978-986-92667-4-1（2016）.

第參篇
視覺光學

第十二章 鏡片的物像關係

學習要點

✓ 平面反射鏡、球面反射鏡、單球面透光物、球面薄透鏡、球面厚透鏡、稜鏡的物像關係。

（一）「視光 ABC 模型」

視覺光學最重要的課題即是處理眼睛物像關係的問題。視光學多將此類問題簡化為「視光 ABC 模型」來處理，其中，A 為物（光源）、B 為光學元件、C 為影像，如圖 1 所示。

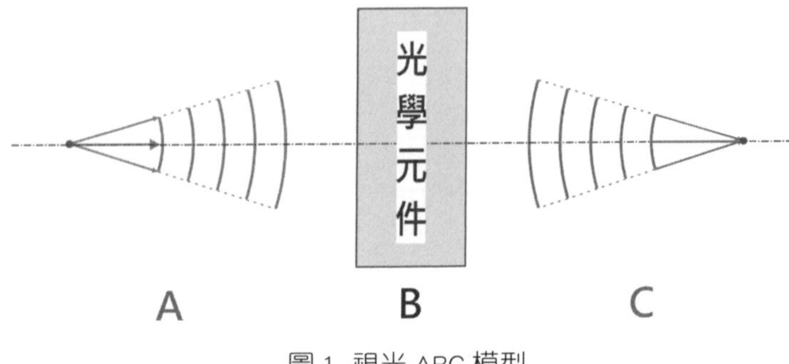

圖 1. 視光 ABC 模型

（二）「視光 ABC 模型」

由於物與像為「共軛關係」，因此，物的聚散度 A 與元件的屈光力 B 合成的聚散度，必為像的聚散度 C。

亦即，$A_{\text{聚散度}} + B_{\text{屈光力}} = C_{\text{聚散度}}$，其關係式之示意，如圖 2。

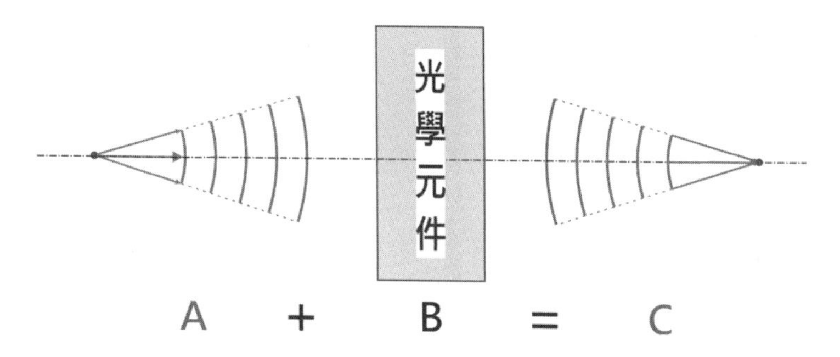

圖 2. 視光學物（光源）、光學元件與影像的聚散度關係圖

✓ 視光學中，一般常採用符號 P 或 F 表示光學元件的屈光力。本章為了使讀者較易理解視光學之物像關係模式，並配合 ABC 法則，改用符號 B 表示光學元件的屈光力。

（三）平面鏡的物像關係

平反射面鏡的屈光力 B = 0；且因其為反射鏡，故其影像將分立於鏡面不同的兩側，如圖 3 所示。在圖 3 中，物距與像距符號不同。

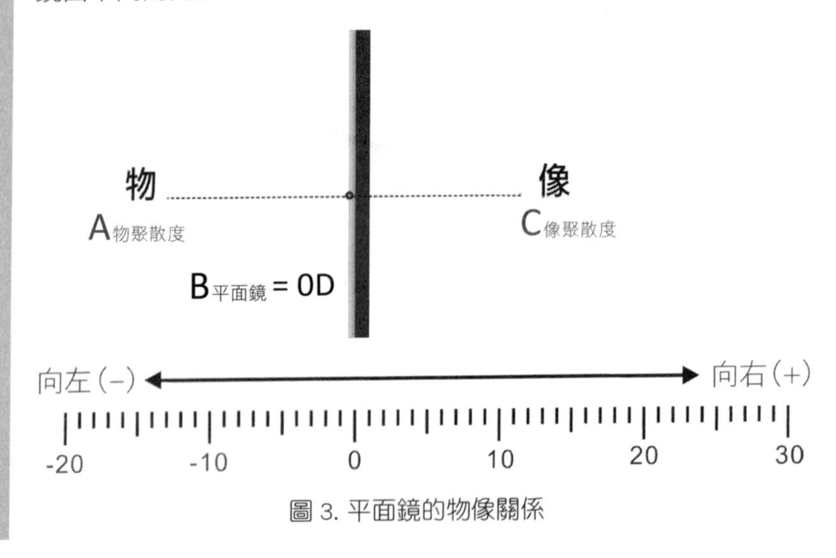

圖 3. 平面鏡的物像關係

1.（　　）一物體置於一平面反射鏡前方 20 公分處，求其影像位置將位在？（A）前方 10 cm，（B）前方 20 cm，（C）後方 10 cm，（D）後方 20 cm 處。

2.（　　）一隻位於一人頭上 10 公分的蜻蜓，若該人與平面反射鏡相距 50 公分處，求其影像位置將位在？（A）前方 10 cm，（B）前方 50 cm，（C）後方 10 cm，（D）後方 50 cm 處。

（四）球面反射鏡的物像關係

球面反射鏡的屈光力 $B = \frac{-r}{2}$，其中，依據幾何光學座標，凸面鏡 r 為 "+"，凹面鏡 r 為 "−" 值；且因其為反射鏡，故物聚散度與像聚散度符號相反，其公式可表為：

$$A_{物聚散度} + B_{球面鏡屈光力} = -C_{像聚散度}$$

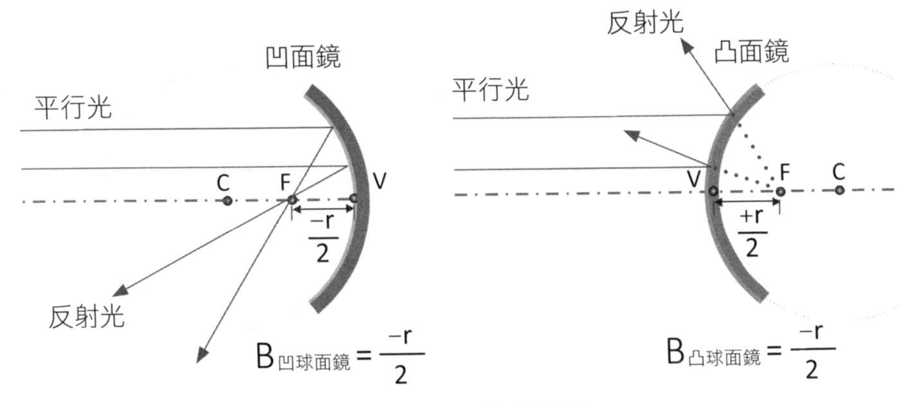

圖 4. 球面反射鏡的物像關係

3.（　　）請問一物體放置在一曲率半徑 r = −40 公分的凹球面鏡前（左）方多少 cm 處，其影像將為正立的放大虛像？（A）10 cm，（B）20 cm，（C）30 cm，（D）40 cm。

4.（　　）請問一物體放置在一曲率半徑 r =−40 公分的凹球面鏡前（左）方多少 cm 處，其影像將為倒立的放大實像？（A）10 cm，（B）20 cm，（C）30 cm，（D）40 cm。

5.（　　）請問一物體放置在一曲率半徑 r = −40 公分的凹球面鏡前（左）方多少 cm 處，其影像將為倒立的縮小實像？（A）20 cm，（B）30 cm，（C）40 cm，（D）50 cm。

6.（　　）請問一物體放置在一曲率半徑 r = −40 公分的凹球面鏡前（左）方多少 cm 處，其影像將在無限遠處？（A）10 cm，（B）20 cm，（C）30 cm，（D）40 cm。

7.（　　）請問一物體放置在一曲率半徑 r = −20 公分的凹球面鏡前（左）方無限遠處，其像距 i 為？（A）10 cm，（B）20 cm，（C）30 cm，（D）40 cm。

8.（　　）請問一物體放置在一曲率半徑 r = −20 公分的凹球面鏡前（左）方 20 cm 處，其像距 i 為？（A）−10 cm，（B）−20 cm，（C）−40 cm，（D）40 cm。

9.（　　）請問一物體放置在一曲率半徑 r = +40 公分的凸球面鏡前（左）方 20 cm 處，其像距 i 為？（A）10 cm，（B）−10 cm，（C）20 cm，（D）−20 cm。

（五）單球面透光物的物像關係

若光線由折射率為 n_1 的物質，傳播到折射率為 n_2 單球面的透光物質，則該球形表面的屈光力 $B_{球面屈光力}=\frac{n_2-n_1}{r}$。其中，球形表面的曲率中心在曲面右側者，取正（+）r；曲率中心 C 在球形表面左側者，取負（–）r。

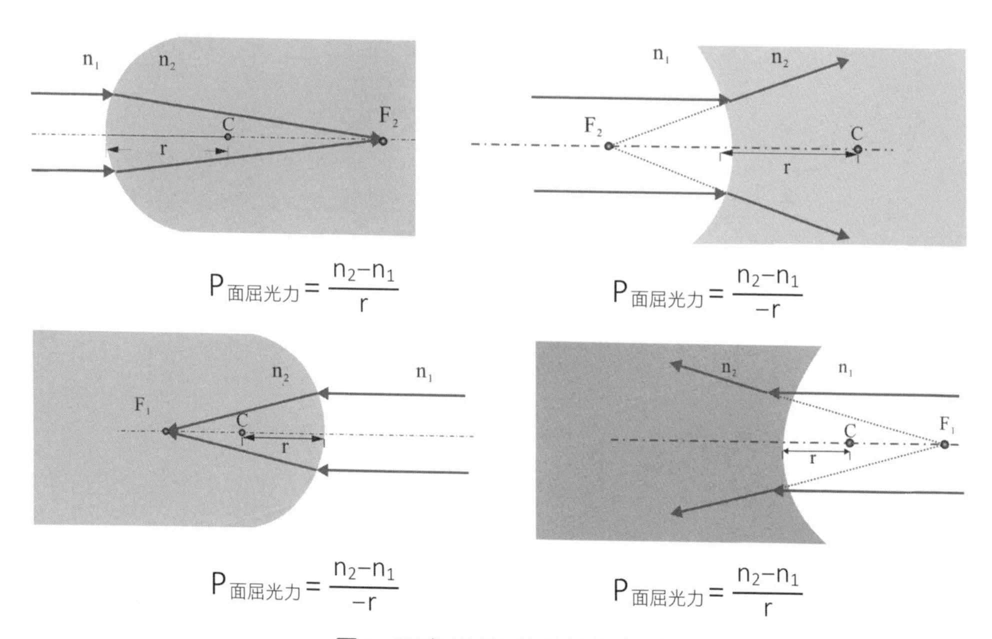

圖 5. 單球面透光物的物像關係

10.（　　）空氣（折射率 n = 1）中有一物體置於一屈光度為 6.00D 且折射率（n = 1.5）的球形玻璃前方 20 cm 處，請問該物的影像距離玻璃頂點之像距 i 為何？（A）100 cm，（B）120 cm，（C）150 cm，（D）200 cm。

11.（　　）空氣（折射率 n = 1）中有一物體置於一個曲率半徑 r = +10 cm 且折射率（n = 1.5）的球形玻璃前方 50 cm 處，請問該物的影像距離玻璃頂點之像距 i 為何？（A）20 cm，（B）30 cm，（C）40 cm，（D）50 cm。

12.（　　）空氣（折射率 n = 1）中有一物體置於一屈光度為 6.00D 且折射率（n = 1.5）的球形玻璃前方 50 cm 處，請問該物的影像距離玻璃頂點之像距 i 為何？（A）30 cm，（B）37.5 cm，（C）50 cm，（D）67.5 cm。

13.（　　）水（折射率 n = 1.33）中有一物體置於一屈光度為 5.66D 且折射率（n = 1.5）的球形玻璃前方 50 cm 處，請問該物的影像距離玻璃頂點之像距 i 為何？（A）30 cm，（B）37.5 cm，（C）50 cm，（D）67.5 cm。

14.（　　）空氣（折射率 $n = 1$）中有一物體置於一屈光度為 −2.50D 且折射率（$n = 1.5$）的球形玻璃前方 40 cm 處，請問該物的影像距離玻璃頂點之像距 i 為何？（A）−20 cm，（B）−30 cm，（C）−40 cm，（D）−60 cm。

15.（　　）空氣（折射率 $n = 1$）中有一物體置於一屈光度為 −2.50D 且折射率（$n = 1.5$）的球形玻璃前方無限遠處，請問該物的影像距離玻璃頂點之像距 i 為何？（A）−20 cm，（B）−30 cm，（C）−40 cm，（D）−60 cm。

16.（　　）空氣（折射率 $n = 1$）中有一物體置於一屈光度為 −5.00D 且折射率（$n = 1.5$）的球形玻璃前方無限遠處，請問該物的影像距離玻璃頂點之像距 i 為何？（A）−20 cm，（B）−30 cm，（C）−40 cm，（D）−60 cm。

（六）薄球面透鏡的物像關係

若一折射率為 n_2 的薄透鏡置於折射率為 n_1 的環境中，則該薄透鏡的屈光力可表為：

$$B_{\text{透鏡屈光力}} = (n_2 - n_1)\left(\frac{1}{r_1} - \frac{1}{r_2}\right)$$

其中，r_1 為透鏡前表面曲率半徑，r_2 為透鏡後表面曲率半徑，且曲率中心在鏡面右側者，r 取正（+）值，曲率中心 C 在鏡面左側者，r 取負（–）值。

17.（　　）若一物體位在屈光力為 +10.00D 的薄透鏡之左方 20 公分處，請問其影像應位於透鏡何處？（A）40 cm，（B）25 cm，（C）20 cm，（D）–25 cm。

18.（　　）若一物體位在屈光力為 +5.00D 的薄透鏡之左方 20 公分處，請問其影像應位於透鏡何處？（A）40 cm，（B）25 cm，（C）20 cm，（D）無限遠處。

19.（　　）若一物體位在屈光力為 –5.00D 的薄透鏡之左方 20 公分處，請問其影像應位於透鏡何處？（A）40 cm，（B）25 cm，（C）20 cm，（D）–10 cm。

20.（　　）一個物體放置於 +5.00D 的薄透鏡前（左）方 40 公分處，求像距 i 為何？（A）–40 cm，（B）40 cm，（C）20 cm，（D）–20 cm。

21.（　　）對一個薄透鏡系統，一物的聚散度 L_o = –2.00D，若想得到聚散度 L_i = 2.00D 的像，請問需加多少屈光力 P 的薄透鏡？（A）2.00D，（B）3.00D，（C）4.00D，（D）5.00D。

22.（　　）對一個薄透鏡系統，一物的聚散度 L_o = –2.00D，若想得到聚散度 L_i = –4.00D 的像，請問需加多少屈光力 P 的薄透鏡？（A）–2.00D，（B）–3.00D，（C）–4.00D，（D）–5.00D。

23.（　　）一個物體放置於 +10.00D 的薄透鏡前（左）方 20 公分處，請問其像距 i 為（A）10 cm，（B）20 cm，（C）40 cm，（D）60 cm。

24.（　　）一個物體放置於 +5.00D 的薄透鏡前（左）方 40 公分處，請問其影像與鏡片的距離 i 為（A）10 cm，（B）20 cm，（C）40 cm，（D）60 cm。

25. (　　) 一個物體放置於 +2.00D 的薄透鏡前（左）方 40 公分處，請問其影像與鏡片的距離 i 為（A）–50 cm，（B）–20 cm，（C）–2 m，（D）–5 m。

26. (　　) 一個物體放置於 –5.00D 的薄透鏡前（左）方 10 公分（物距 o = –0.1 m）處，請問其影像與鏡片的距離 i 為何？（A）–50 cm，（B）–20 cm，（C）–2 m，（D）–5 m。

27. (　　) 若一物體位在屈光力為 +10.00D 的薄透鏡之左方 20 公分處，請問其影像應位於透鏡何處？（A）40 cm，（B）25 cm，（C）20 cm，（D）–25 cm。

28. (　　) 若在凸透鏡一倍焦距外觀察物體，其物體移動的方向將會與影像移動的方向（A）正向，（B）反向，（C）交叉，（D）無關。

29. (　　) 若在凹透鏡觀察物體，其物體移動的方向將會與影像移動的方向（A）正向，（B）反向，（C）交叉，（D）無關。

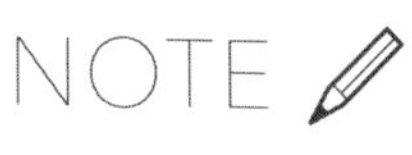
NOTE

第十三章　眼睛屈光模型與屈光不正

學習要點

✓ 眼屈光模型、屈光不正的遠點模型。

（一）眼屈光模型

① **Gullstrand 的眼睛模型：**

Gullstrand 利用與人眼相似的光學模型，草擬了位於中心位置的球面光學系統的眼球模型，作為研究眼視覺相關光學作用的基礎模型。此模型的相關參數，主要是基於光學計算或為某些視覺演算理由而建構成的，並不是靠測量真實的眼睛所得。

如圖 1[i] 所示，Gullstrand 眼睛模型區分為：

a. **Gullstrand 1 號（嚴謹的）眼睛模型**，具有六個折射面；

b. **Gullstrand 2 號（簡化的）眼睛模型**，包括單一角膜面及一個「薄」的晶狀體。參考下頁表格 [ii]：

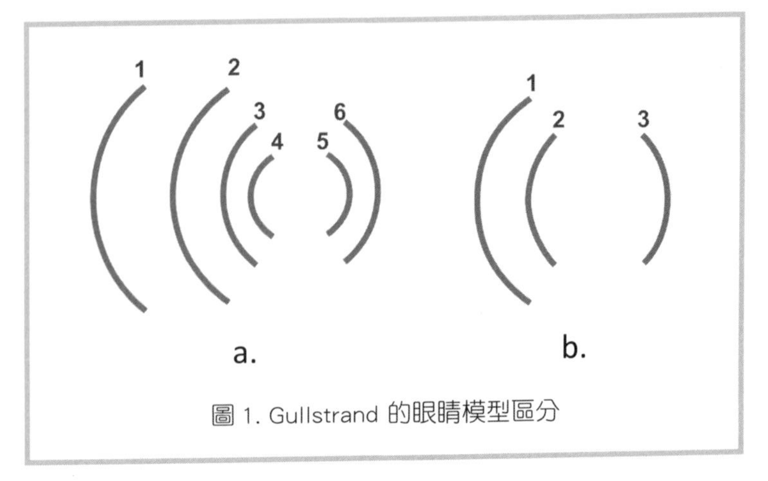

圖 1. Gullstrand 的眼睛模型區分

表一．Gullstrand 1 號（嚴謹的）眼睛模型各參數

眼睛各表面的曲率半徑		眼睛模型面之間的距離		眼睛模型各組織的折射率	
眼睛各表面區分	表面半徑	眼睛模型面之間的區分	距離	各組織名稱	折射率
角膜前表面	+7.700 mm	角膜厚度	0.500 mm	角膜	1.376
角膜後表面	+6.800 mm	角膜後表面至晶狀體前表面	3.100 mm	房水	1.336
晶狀體前表面	+10.00 mm	晶狀體前表面至核前表面	0.546 mm	玻璃體	1.336
核前表面	+7.911 mm	核的厚度	0.419 mm	晶狀體（皮質）	1.386
核後表面	−5.760 mm	核後表面至晶狀體後表面	0.635 mm	晶狀體（核）	1.406
晶狀體後表面	−6.000 mm	晶狀體厚度	3.600 mm		

表二．Gullstrand 2 號（簡化的）眼睛模型的各參數

眼睛各表面的曲率半徑		眼睛模型面之間的距離		眼睛模型各組織的折射率	
眼睛各表面區分	表面半徑	眼睛模型面之間的區分	距離	各組織名稱	折射率
單一的折射面（簡化面）	+7.800 mm	簡化面至晶狀體前表面	3.600 mm	房水	1.336
晶狀體前表面	+10.00 mm	晶狀體厚度	3.600 mm	玻璃體	1.336
晶狀體後表面	−6.000 mm	晶狀體後表面至黃斑部	16.970 mm	晶狀體	1.413

② 人眼的組成中，有「光學功能」的組織，包括角膜、房水、晶狀體與玻璃體。

1. (　　) Gullstrand 的 1 號（嚴謹的）眼睛模型，共區分為幾個表面？（A）2 個，（B）3 個，（C）6 個，（D）8 個。

2. (　　) Gullstrand 的 2 號（簡化的）眼睛模型，共區分為幾個表面？（A）2 個，（B）3 個，（C）6 個，（D）8 個。

3. (　　) 依據 Gullstrand 的眼睛模型，角膜前表面曲率半徑為？（A）+7.700 mm，（B）+6.800 mm，（C）+10.00 mm，（D）+7.911 mm。

4. (　　) 依據 Gullstrand 的眼睛模型，晶狀體前表面曲率半徑為？（A）+7.700 mm，（B）+6.800 mm，（C）+10.00 mm，（D）+7.911 mm。

5. (　　) 依據 Gullstrand 的眼睛模型，角膜厚度為？（A）0.419 mm，（B）0.635 mm，（C）0.546 mm，（D）0.500 mm。

6.（　　）依據Gullstrand的眼睛模型，晶狀體（皮質）的折射率為？（A）1.336，（B）1.386，（C）1.376，（D）1.406。

7.（　　）依據 Gullstrand 的眼睛模型，角膜的折射率為？（A）1.336，（B）1.386，（C）1.376，（D）1.406。

8.（　　）Gullstrand 的眼睛模型，角膜後表面曲率半徑為？（A）+7.700 mm，（B）+6.800 mm，（C）+10.00 mm，（D）+7.911 mm。

9.（　　）人眼的組成中，有「光學功能」的組織，包括（A）角膜，（B）房水，（C）晶狀體與玻璃體，（D）以上皆是。

（二）屈光不正與遠點：

視光學中，眼睛屈光不正度數（K），是以遠點（far point, FP）與角膜頂點的距離 k 之倒數（$\frac{1}{k}$）作為之測量依據，表示為：

$$K = \frac{1}{k}$$

10.（　）小強的遠點在無限遠處，請問他眼睛的視力應為？（A）正視眼，（B）近視眼，（C）遠視眼，（D）散光眼。

11.（　）小明的遠點在眼角膜頂點前方 20 公分處，請問他眼睛的視力應為？（A）正視眼，（B）近視眼，（C）遠視眼，（D）散光眼。

12.（　）一個簡化眼，折射率為 4/3，簡化面的屈光能力（Fe = +64.00D），軸長（k' = 20.833 mm），求其眼屈光（K）為？（A）0.00D，（B）+2.00D，（C）+4.00D，（D）+6.00D。

13.（　）一個簡化眼，折射率為 4/3，遠點距離（k）為 +25 公分，軸長（k'）為 22.22 mm，求其眼屈光（K）為？（A）+2.00D，（B）+4.00D，（C）+6.00D，（D）+10.00D。

14.（　　）一個簡化眼，折射率為 4/3，屈光長度（K'）為 +60.00 D，簡化面的屈光能力（F_e）為 +66.00D，求其眼屈光（K）為？（A）+2.00D，（B）–2.00D，（C）+6.00D，（D）–6.00D。

15.（　　）一個簡化眼，折射率為 4/3，簡化面的曲率半徑（r_e）為 +6.410 mm，軸長（k'）為 22.22 mm，求其眼屈光（K）為？（A）+2.00D，（B）+4.00D，（C）+6.00D，（D）+8.00D。

16.（　　）小湘的眼睛經檢測為近視 3.00D，請問她應配戴何種鏡片矯正？（A）正透鏡，（B）負透鏡，（C）平光鏡，（D）以上皆非。

17.（　　）小翔哥的眼睛經檢測為遠視 3.00D，請問他應配戴何種鏡片矯正？（A）正透鏡，（B）負透鏡，（C）平光鏡，（D）以上皆非。

18.（　　）小慧姐的眼睛經檢測為散光 –3.00DCX90，請問她應配戴何種鏡片矯正？（A）正透鏡，（B）負透鏡，（C）平光鏡，（D）柱面透鏡。

19.（　　）阿國幫客戶驗出其右眼為 –3.00DS/–1.00DCX90，請問下列何者為真？（A）該客戶的右眼單純有近視 3.00D，（B）該客戶的右眼只有散光 –1.00D，（C）該客戶右眼的散光軸度在 90 度方向，（D）該客戶的右眼有散光 2.00D。

20.（　　）阿良幫客戶驗出其右眼為 2.00DS/–1.50DCX45，請問下列何者為真？（A）該客戶的右眼單純近視 2.00D，（B）該客戶的右眼有散光 –1.50D，（C）該客戶右眼的散光軸度在 90 度方向，（D）該客戶的右眼有散光 0.50D。

21.（　　）小平的遠點在眼角膜頂點前方 10 公分處，請問他眼球的屈光不正度數應為何？（A）–2.00D，（B）–5.00D，（C）–10.00D，（D）10.00D。

22.（　　）小佑遠點在眼角膜頂點前方 20 公分處，請問他眼球的屈光不正度數應為何？（A）–2.00D，（B）2.00D，（C）–3.00D，（D）–5.00D。

23.（　）小美的遠點在眼角膜頂點前方 50 公分處，請問他眼球的屈光不正度數應為何？（A）–1.00D，（B）–2.00D，（C）–3.00D，（D）–5.00D。

24.（　）小雨的遠點在眼角膜頂點後方 50 公分處，請問他眼球的屈光不正度數應為何？（A）1.00D，（B）2.00D，（C）5.00D，（D）–2.00D。

25.（　）小麗的遠點在眼角膜頂點後方 20 公分處，請問他眼球的屈光不正度數應為何？（A）2.00D，（B）3.00D，（C）4.00D，（D）5.00D。

26.（　）軸性近視簡化眼的遠點在簡化面之前 10 公分，則眼屈光力為？（A）–10.00D，（B）–8.50 D，（C）–8.00D，（D）–7.50 D。

27.（ ）一個屈光度為 60D 的軸性近視簡化眼，若其遠點在簡化面之前 10 公分，眼軸長為？（A）22.22 mm，（B）23.88 mm，（C）25.46 mm，（D）26.67 mm。

28.（ ）小強的眼球之屈光力為 60.00D，須外加 –2.00D 的鏡片，方能使影像正確聚焦於視網膜上，鏡眼總屈光力為何？（A）58.00D，（B）–58.00 D，（C）–62.00 D，（D）62.00 D。

29.（ ）小華的眼球之屈光力為 50.00D，請問該眼球之焦距為何？（A）0.2 m，（B）0.02 m，（C）0.0133 m，（D）0.0266 m。

30.（ ）小玲的眼球之屈光力為 60.00D，若其眼軸為 2 cm，請問須加多少屈光力之鏡片？（A）6.50D，（B）–6.50 D，（C）6.80D，（D）–6.80D。

31.（ ）小平的眼球之屈光力為 60.00D，若其眼軸為 2.5 cm，請問須加多少屈光力之鏡片？（A）–6.80D，（B）–6.25 D，（C）6.80D，（D）6.25D。

（三）鏡眼距離：

原測試鏡片屈光度與眼睛頂點距離，若能確實為眼球矯正屈光不正，亦即此該鏡片的焦距必與眼的遠點重合。移動後的眼鏡度數，則須以此鏡片與遠點的距離估算之。

32.（　）當一個高屈光力的凹透鏡往眼睛移動時，補償屈光力必定（A）增加，（B）減少，（C）保持不變，（D）改變柱狀透鏡的軸。

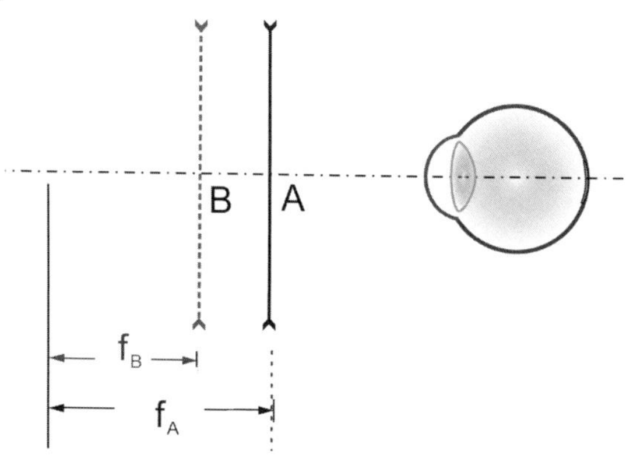

圖 2. 眼鏡距離

33.（　）軸性近視簡化眼的遠點在簡化面之前 10 公分，求在 11.5 mm 處鏡片之屈光能力應為？（A）–9.65D，（B）–10.42D，（C）–11.30D，（D）–12.25D。

34. (　　) 參考圖 2，某人使用試鏡架時，若試鏡片的後頂點 A 至角膜前緣的距離為 d = 10 mm，當試鏡片的後頂點屈光力為 –10.00DS 時，恰能完全矯正視力，但若最後配鏡時鏡片的後頂點 B 至角膜前緣的距離為 d' = 14 mm，請問配鏡的後頂點屈光力？（A） –6.42D，（B）–8.42D，（C）–10.42D，（D）–12.42D。

35. (　　) 具有折射性遠視的簡化眼，其眼屈光為 +8.00D。求在 10mm 處的眼鏡屈光。（A）+6.42D，（B）+7.41D，（C）+8.42D，（D）+10.62D。

36. (　　) 具有折射性遠視的簡化眼，其眼屈光為 +8.00D。求在 10mm 處的簡化面的焦距為（A）21.52mm，（B）22.22mm，（C）24.53mm，（D）25.35mm。

37. (　　) 若某患者之眼鏡處方為 +5.00D 且鏡架在 10 mm 處。但該名患者最後選用之鏡架其鏡片位在角膜頂點前方 16 mm。求應選用的鏡片屈光度為？（A）+3.82D，（B）+4.45D，（C）+4.85D，（D）+5.26D。

38. (　　) 若某患者之眼鏡處方為 −10.00D 且鏡架在 16 mm 處。但該名患者最後選用之鏡架其鏡片位在角膜頂點前方 12 mm。求應選用的鏡片屈光度為（A）−5.65D，（B）−6.38D，（C）−8.54D，（D）−9.61D。

39. (　　) 一簡化眼之軸長為 24.50 mm，且折射率 1.3475，若其簡化面的屈光能力為 +59.762D，試求其在 10 mm 處薄矯正透鏡的屈光能力（A）−4.65D，（B）−5.00D，（C）−6.52D，（D）−8.38D。

---

i. Andrew keirl et al., "Clinical Optics and Refraction: A Guide for Optometrists, Contact Lens Opticians and Dispensing Opticians", Chp.2, P.21-23, ISBN: 978-0-7506-8889-5 (2007).

ii. Andrew keirl et al., "Clinical Optics and Refraction: A Guide for Optometrists, Contact Lens Opticians and Dispensing Opticians", Chp.2, P.21, ISBN: 978-0-7506-8889-5 (2007).

第十四章　放大率、調節

學習要點

✓ 放大率

① **橫向放大率 M_T：**

$$M_T = \frac{像距}{物距} = \frac{i}{o}，且\ M_T = \frac{物聚散度}{像聚散度} = \frac{L_o}{L_i}$$

② **縱向放大率 M_L：**

$M_L = \frac{\Delta z'}{\Delta z}$，其中，$\Delta z'$ 為像前表面與後表面的間距，Δz 為物前表面與後表面的間距。

（一）針孔照像機之放大率

1.（　　）參考圖 1（a），一尺寸為 50 公分高的物體，經過針孔相機後，其像高變 2.5 公分，若像距 i 為 20 公分，請問物距 o 為何？（A）20 公分，（B）50 公分，（C）200 公分，（D）4 公尺。

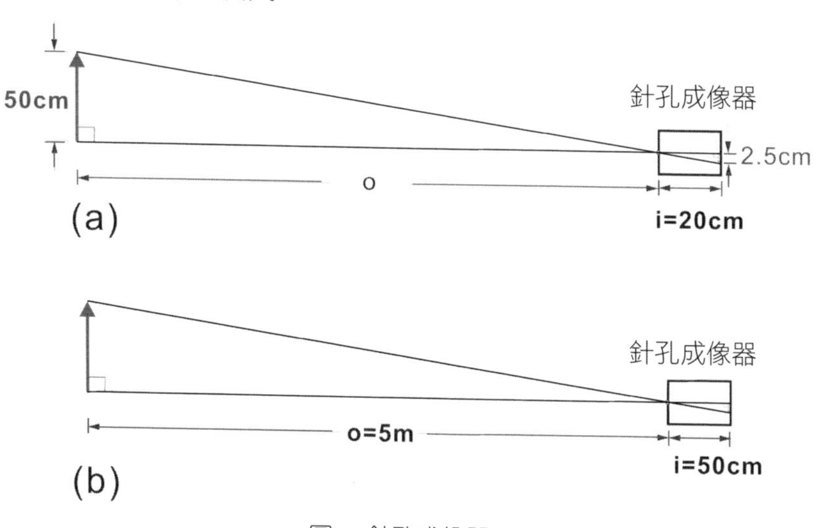

圖 1. 針孔成像器

2.（　　）參考圖 1（b），一「針孔系統」的成像，若物距 o = 5 公尺，像距 i = 50 公分，請問此系統的側（橫）向放大率為何？（A）0.1，（B）0.2，（C）5，（D）10 倍。

3.（　　）一個物體放置於 3.00D 的透鏡前（左）方 20 公分（物距 o = –0.2 m）處，請問鏡片的橫向放大率為？（A）1 倍，（B）1.5 倍，（C）2 倍，（D）2.5 倍。

NOTE

（二）透鏡物像關係之放大率

4.（　　）一個物體被放置在屈光度 +10.00D 的透鏡前方 20 cm。其橫向（線性）放大倍率為？（A）1 倍，（B）–1 倍，（C）2 倍，（D）4 倍。

5.（　　）一個 10 cm 高的物體，在屈光度 +10.00D 的透鏡前方 15 cm 處。其橫向（線性）放大倍率為？（A）1 倍，（B）–1 倍，（C）–2 倍，（D）2 倍。

6.（　　）一個物體放在屈光度 +7.00D 的透鏡前方 20 cm 處。其橫向（線性）放大倍率為何？（A）2 倍，（B）–2 倍，（C）–2.5 倍，（D）2.5 倍。

7.（　　）若球面鏡的成像關係中，物高 h 為 50 cm，像高 h' 為 25 cm，且物像反方向，請問此球面鏡的放大率為？（A）–0.5 倍，（B）–1 倍，（C）+1 倍，（D）+2 倍。

8.（　　）若球面鏡的成像關係中，球面鏡的放大率 m = 2，物高 h 為 10 cm 的物體放置於鏡面前方，其像高 h' 應為？（A）0.1 m，（B）0.2 m，（C）0.5 m，（D）1 m。

9.（　　）一個物體被放置在屈光度 +10.00D 的透鏡前方 20 cm，其橫向（線性）放大倍率為？（A）–0.5 倍，（B）–1 倍，（C）+1 倍，（D）+2 倍。

10.（　　）參考圖 2，一個水平寬度 5 mm，垂直高度 7 mm 的透明玻璃體，放置在屈光度 2.00D 的透鏡前方 75 cm 處。求其軸向放大率為？（A）1 倍，（B）2 倍，（C）3 倍，（D）4 倍。

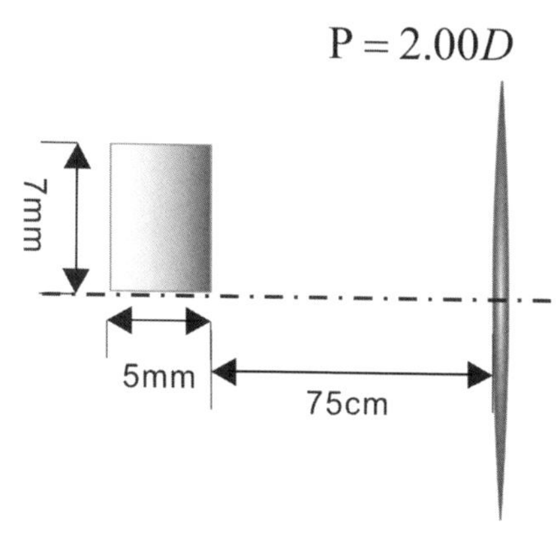

圖 2. 縱向放大率

11.（　　）有一近視眼戴上後頂點屈光度為 −10.00DS 的框架眼鏡，若眼鏡位置分別在角膜前的 15 mm 處，將產生多少屈光放大率？（A）0.56 倍，（B）0.75 倍，（C）0.86 倍，（D）0.9 倍。

12.（　）有一近視眼戴上後頂點屈光度為 −10.00DS 的框架眼鏡，若眼鏡位置分別在角膜前的 10 mm 處，將產生多少屈光放大率？（A）0.56 倍，（B）0.75 倍，（C）0.86 倍，（D）0.9 倍。

13.（　）有一近視眼戴上後頂點屈光度為 +8.00DS 的框架眼鏡，若眼鏡位置分別在角膜前的 12 mm 處，將產生多少屈光放大率？（A）0.56 倍，（B）0.75 倍，（C）1.12 倍，（D）1.24 倍。

14.（　）有一近視眼戴上後頂點屈光度為 +8.00DS 的框架眼鏡，若眼鏡位置分別在角膜前的 9 mm 處，將產生多少屈光放大率？（A）0.67 倍，（B）0.96 倍，（C）1.1 倍，（D）1.6 倍。

15.（　　）請以標準簡化眼的常數，求眼鏡屈光（F_{sp}）在 13 mm 處為 +6.50，且一遠方物的張角為 3°，求在軸性遠視眼內所成的未矯正視網膜像的大小為？（A）–0.675mm，（B）–0.781mm，（C）–0.816mm，（D）–0.982mm。

16.（　　）請以標準簡化眼的常數，假如眼屈光為 –6.00 D，遠物的張角為 3°，瞳孔直徑是 4 mm，求形成於軸性近視眼內模糊視網膜像的大小為？（A）1.226mm，（B）1.335mm，（C）1.415mm，（D）1.524mm。

（三）調節

表 1 [i]

年齡（歲）	調節幅度（屈光力 D）
10	14
20	10
30	8
40	5-6
45	3-4
50	2
60	1
70	< 1

17.（　）對近物體對焦時，眼睛須（A）減少其屈光力，（B）進行正調節，（C）進行負調節，（D）以上皆非。

18.（　）對遠物體對焦時，眼睛須（A）增加其屈光力，（B）進行正調節，（C）進行負調節，（D）以上皆非。

19.（　）一個 28 歲且正視眼的人，眼睛約還有多少調節幅度？（A）14.00D，（B）10.00D，（C）8.00D，（D）6.00D。

20.（　）一個 50 歲的人，眼睛約還有多少調節幅度？（A）10.00D，（B）8.00D，（C）4.00D，（D）2.00D。

21.（　　）要看清楚正視眼的角膜前方 30 公分的物體，需要多少的眼調節幅度（屈光力）（A）0.00D，（B）–3.00D，（C）3.00D，（D）6.00D。

22.（　　）一個 –2.00 D 的近視患者，需要多少的調節力才能看清楚眼前 25 cm 處的物體？（A）0.00D，（B）–2.00D，（C）2.00D，（D）4.00D。

23.（　　）一個 –2.00 D 的近視患者，經隱形眼鏡矯正後，需要多少的調節力才能看清楚眼前 20 cm 處的物體？（A）–2.00D，（B）5.00D，（C）–5.00D，（D）0.00D。

24.（　　）一個 +1.50 D 遠視患者，需要多少的調節力才能看清楚眼前 20 cm 處的物體？（A）–2.00D，（B）5.00D，（C）+6.50D，（D）10.00D。

25.（　）一個正視且具有 2.50D 調節力的人，其調節近點為？（A）20 cm，（B）30 cm，（C）40 cm，（D）60 cm。

26.（　）一個近視 2.50D 且具有 2.50D 調節力的人，其調節近點為？（A）20 cm，（B）30 cm，（C）40 cm，（D）60 cm。

27.（　）一個遠視 2.50D 且具有 2.50D 調節力的人，其調節近點為？（A）20 cm，（B）30 cm，（C）40 cm，（D）∞處。

28.（　）對一個正視眼而言，需要多少調節力，才能夠使其角膜頂點前方距離 33.33 cm 的物體，被正確的成像在視網膜上？（A）2.00D，（B）3.00D，（C）–2.00D，（D）–3.00D。[ii]

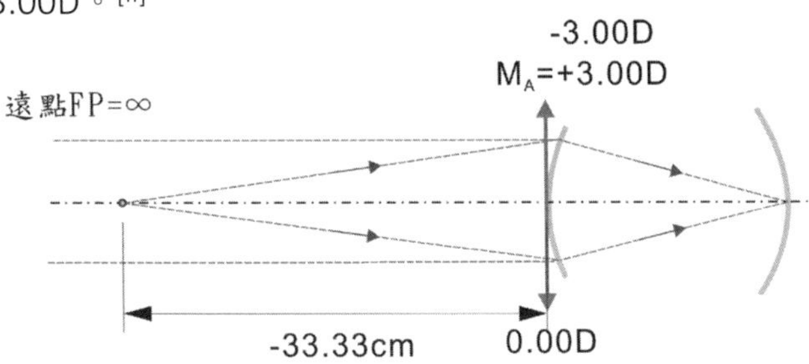

29.（　）一個屈光不正為近視 1.00D 的病人，需要多少調節力，才能夠使距離 33.33 cm 遠的物體成像在視網膜上？（A）2.00D，（B）3.00D，（C）–2.00D，（D）–3.00D。

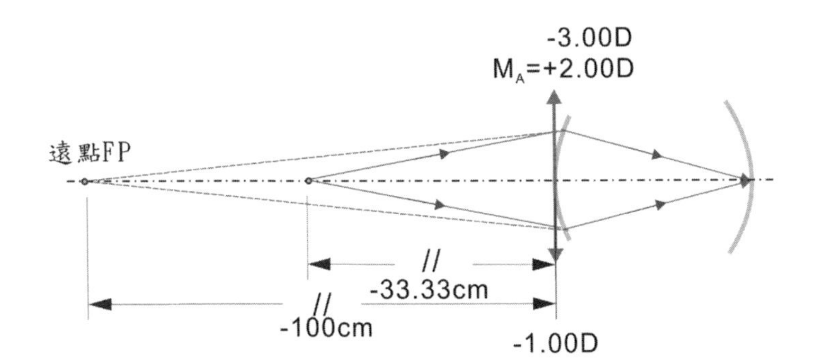

30.（　）一個近視 1.00 D 者，需要多少調節力，才能夠使距離 100 cm 遠的物體成像在視網膜上？（A）0.00D，（B）1.00D，（C）2.00D，（D）10.00D。

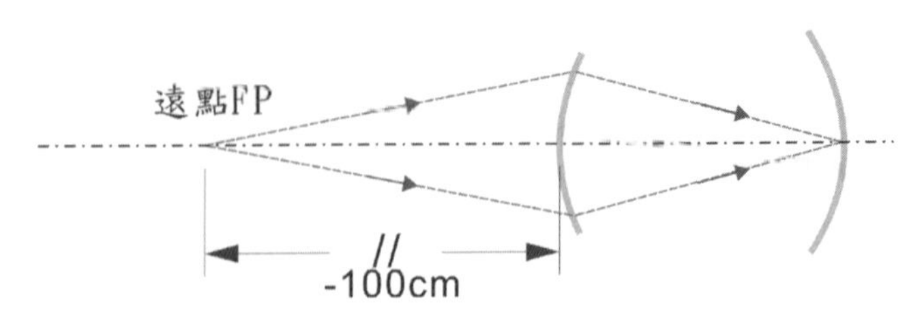

NOTE

（四）眼睛的近點與遠點

31.（　　）什麼是眼睛的「真實遠點」？（A）無輔助但完全調節的眼，其與黃斑部互為共軛的點，（B）在無輔助與無調節眼中，與黃斑部互為共軛的點，（C）在矯正後但無調節的眼中，與黃斑部互為共軛的點，（D）在矯正後且完全調節的眼中，與黃斑部互為共軛的點。

32.（　　）什麼是眼睛的「真實近點」？（A）無輔助但完全調節的眼，其與黃斑部互為共軛的點，（B）在無輔助與無調節眼中，與黃斑部互為共軛的點，（C）在矯正後但無調節的眼中，與黃斑部互為共軛的點，（D）在矯正後且完全調節的眼中，與黃斑部互為共軛的點。

33.（　　）什麼是眼睛的「人造近點」？（A）無輔助但完全調節的眼，其與黃斑部互為共軛的點，（B）在無輔助與無調節眼中，與黃斑部互為共軛的點，（C）在矯正後但無調節的眼中，與黃斑部互為共軛的點，（D）在矯正後且完全調節的眼中，與黃斑部互為共軛的點。

34.（　　）什麼是眼睛的「人造遠點」？（A）無輔助但完全調節的眼，其與黃斑部互為共軛的點，（B）在無輔助與無調節眼中，與黃斑部互為共軛的點，（C）在矯正後但無調節的眼中，與黃斑部互為共軛的點，（D）在矯正後且完全調節的眼中，與黃斑部互為共軛的點。

35.（　）一眼屈光 K = –4.00D 的近視患者，其眼睛真實遠點（無調節的眼）的位置為？（A）–4 cm，（B）–10 cm，（C）–25 cm，（D）–40 cm。

36.（　）屈光力 P_{sp} = +5.00D 的遠視患者，其鏡片在角膜頂點前方 14 mm 處，求其眼睛的真實遠點的位置為？（A）–12 cm，（B）+12 cm，（C）+18.6 cm，（D）+22.22 cm。

37.（　）眼屈光力 –8.00D 且調節幅度為 4.00D 的近視患者，其真實遠點的位置為？（A）8 cm，（B）12.5 cm，（C）15 cm，（D）22 cm。

38.（　）眼屈光力 –8.00D 且調節幅度為 4.00D 的近視患者，其真實近點的位置為？（A）–8.33 cm，（B）–10.5 cm，（C）–15 cm，（D）–20 cm。

39.（　）屈光力 P_{sp} = +3.817D 且眼的調節幅度為 6.00D 的遠視患者，其鏡片在角膜頂點前方 12 mm 處，求真實遠點的位置為？（A）9.64 cm，（B）+12.5 cm，（C）+15 cm，（D）+25 cm。[iii]

40.（　）屈光力 P_{sp} = +3.817D 且眼的調節幅度為 6.00D 的遠視患者，其鏡片在角膜頂點前方 12 mm 處，求真實近點的位置為？（A）–12 cm，（B）–35 cm，（C）–50 cm，（D）–27.6 cm。

41.（　　）一屈光正常眼者，若其閱讀的近附加為 +2.00D，這眼鏡能有看清楚的最遠點（人造遠點）為？（A）+20 cm，（B）+25 cm，（C）+50 cm，（D）+100 cm。[iv]

42.（　　）屈光力 P_{sp} = –4.00D 的近視患者，其鏡片在角膜頂點前方 14 mm 處。若其調節力為 8.00D，則其眼睛的人造近點位置為？（A）–8 cm，（B）–9.88 cm，（C）–11.6 cm，（D）–12.36 cm。

---

i. Keirl & Christie., "Clinical Optics and Refraction: A Guide for Optometrists, Contact Lens Opticians and Dispensing Opticians", Chp.13, P.136, ISBN: 978-0-7506-8889-5, Elsevier Health Sciences (2007).

ii. Steven H. Schwartz, "Geometrical and Visual Optics: A Clinical Introduction", Chp.8, P.111, SECOND EDITION, ISBN: 978-0-07-179083-3, McGraw-Hill Education (2013).

iii. Keirl & Christie., "Clinical Optics and Refraction: A Guide for Optometrists, Contact Lens Opticians and Dispensing Opticians", Chp.13, P.137, ISBN: 978-0-7506-8889-5, Elsevier Health Sciences (2007).

iv. Keirl & Christie., "Clinical Optics and Refraction: A Guide for Optometrists, Contact Lens Opticians and Dispensing Opticians", Chp.13, P.138, ISBN： 978-0-7506-8889-5, Elsevier Health Sciences (2007).

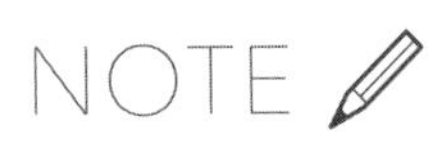
NOTE

第十五章
光的繞射與解析度、鏡片的設計與像差、不等視

學習要點

✓ 繞射與解析度

✓ 鏡片的初階設計

✓ 基本的像差（球差、像散、彗星像差、場曲、畸變）與鏡片設計的考量

✓ 不等視的鏡片設計

① **繞射**：是指光波傳播過程中，通過狹縫、小孔或圓盤之類的障礙物後，將發生不同角度的彎折，而產生明、暗相間的圖樣，稱之為繞射。圓孔繞射之數學表示如下：

$$I(\theta) = I_0 \left(\frac{2J_1(ka\sin\theta)}{ka\sin\theta} \right)$$

其中 a 是圓形孔徑的半徑，$k = 2\pi/\lambda$，J_1 是貝塞爾函數。

② **艾里斑**是點光源通過理想透鏡成像時，由於衍射而在焦點處形成的光斑。中央是明亮的圓斑，周圍有一組較弱的、明暗相間的同心環狀條紋，其中以第一暗環為界限的中央亮斑稱作艾里斑（Airy disk），如下圖。這個光斑的大小可以用下面的公式來估計 $\sin\theta_0 \approx 1.22\,\frac{\lambda}{d}$，在近軸條件下，$\theta_0 \approx 1.22\,\frac{\lambda}{d}$。

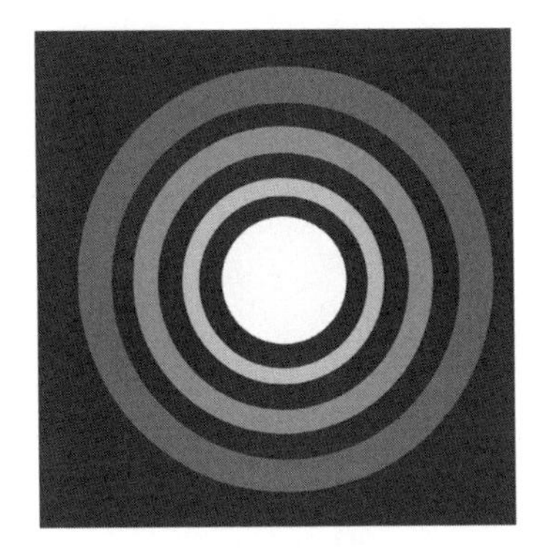

圖 1. 艾里斑

③ 繞射的孔徑 d 越小，在給定距離處的光斑尺寸越大，繞射光束的發散角度越大。

④ 人眼瞳孔為有限直徑的圓形孔洞，光波經過瞳孔，將產生圓孔的繞射圖樣，如下圖所示：

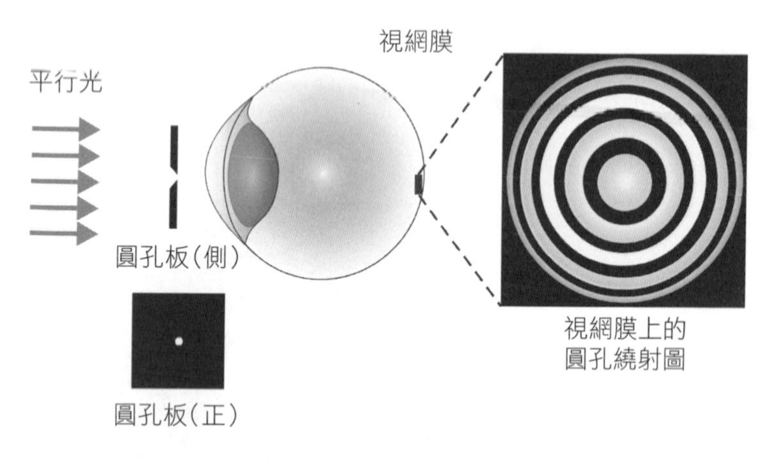

圖 2. 光源在視網膜產生的圓孔繞射圖樣

NOTE

⑤ 依據瑞利判據（Rayleigh criterion），當 $\theta_0 = 1.22\frac{\lambda}{d}$ 時，一個發光物點的艾里光斑中心，恰好與另一發光物點繞射圖樣的第一暗紋重合，即兩艾里斑中心距離為艾里斑的半徑時，這兩個發光物點剛好能被分辨，稱為解析度，如下圖所示：

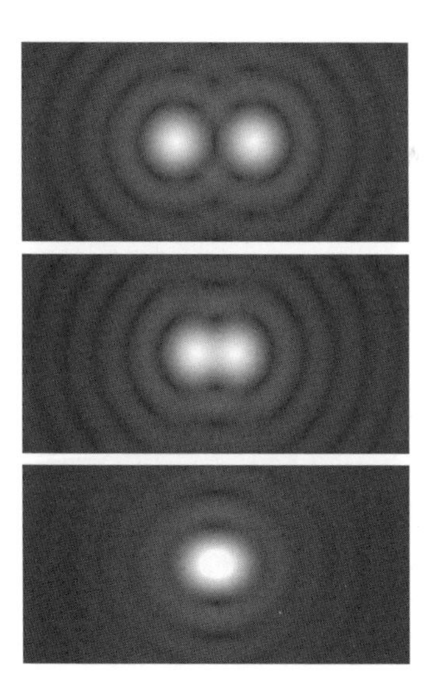

圖 3. 解析度與艾里斑的距離

（一）繞射與視覺解析度

1.（　　）眼睛前方遠處的一點光源，經過瞳孔後，將會？（A）聚焦成完美的一點，（B）產生繞射，（C）變成平行光傳播，（D）發生色散。

2.（　　）在圓孔衍射裡，中央亮斑稱為？（A）菲涅耳斑，（B）夫琅和費斑，（C）艾里斑，（D）瑞利斑。

3.（　　）若以「觀察」距離區分，遠方光的繞射稱為？（A）單縫衍射，（B）多縫衍射，（C）菲涅耳衍射，（D）夫琅和費衍射。

4.（　　）若以「觀察」距離區分，近處光的繞射稱為？（A）單縫衍射，（B）多縫衍射，（C）菲涅耳衍射，（D）夫琅和費衍射。

5.（　　）解析度一般根據何種標準判斷？（A）繞射極限，（B）建設性干涉條件，（C）瑞利判據，（D）測不準原理。

6.（　　）根據瑞利判據，下列哪些情況下剛好能分辨兩個發光物點？（A）當兩艾里斑中心距離為其中一個艾里斑之半徑的 $\frac{1}{5}$ 時（B）當一個發光物點的艾里斑中心恰好與另一發光物點繞射圖樣的第一暗紋重合，（C）當兩艾里斑中心距離為其中一個艾里斑之半徑的 $\frac{1}{3}$ 時，（D）當兩個艾里斑間距為其中一個艾里斑之半徑的 $\frac{1}{4}$ 時。

（二）鏡片初階設計

7.（　　）以眼鏡鏡片進行屈光矯正時，必須使鏡片的第二焦點與眼屈光系統的（A）人造近點，（B）遠點，（C）黃斑部中心凹，（D）真實近點　相重合。

8.（　　）以眼鏡鏡片進行屈光矯正時，必須使眼屈光系統的遠點與鏡片的（A）第一焦點，（B）第二焦點，（C）主點，（D）節點　相重合。

9.（　　）眼睛的遠點與下列何點互為共軛點？（A）角膜頂點，（B）前主點，（C）後主點，（D）黃斑中心凹。

10.（　）若欲使矯正鏡片不產生稜鏡效應，鏡片的光學中心應與眼睛的（A）主平面，（B）節點，（C）主光軸線，（D）遠點　相重合，且鏡片的第二焦點應與眼的遠點（FP）位置相重合。

11.（　）在眼用鏡片的設計上，主要像差是來自於鏡片的（A）斜向像散和場曲，（B）斜向像散和畸變，（C）球差和場曲，（D）球差與畸變。

12.（　）在眼用鏡片的設計上，一般可用何種方法消除斜向像差？（A）鍍膜，（B）前後弧的彎曲，（C）染色，（D）折射率。

（三）鏡片的基本像差

13. （　　）白光入射至同一眼鏡鏡片，各種不同波長所感受之折射率將不相同，此將產生何種像差？（A）球差，（B）色像差，（C）像散，（D）場曲。

14. （　　）下列哪一項是不減少色差的眼鏡鏡片設計方法？（A）降低鏡片材質的阿貝值，（B）將單眼瞳孔距離及其高度精確的放置於光學中心，（C）減小頂點距離，（D）抗反射鍍膜。

15. （　　）Tscherning 橢圓是由鏡片前表面度數與鏡片的哪一個參數所繪製？（A）後頂點焦距，（B）鏡頂點度數，（C）前主面焦距，（D）入射前表面角度。[i]

16. （　　）Tscherning 橢圓適用的鏡片設計為？（A）選擇球面鏡片的整體最佳鏡片設計，（B）選擇珀茲伐形式鏡片，（C）選擇點焦鏡片，（D）選擇矯正弧度鏡片。

17. （　　）一般鏡片設計所稱的 Seidel 像差，是指？（A）第三階像差，（B）第四階像差，（C）第五階像差，（D）第七階像差。

18.（　）關於像差的描述，下列何者為真（A）Seidel 像差是基於非球面的假設，（B）Zernike 像差是基於球面的假設，（C）Seidel 像差較能清晰的表示人眼波前像差，（D）Zernike 像差較能清晰的表示人眼波前像差。

19.（　）光軸上的物體發出的平行光入射「大面積的球面」鏡片，近軸光線與邊緣光線聚焦不同，將產生？（A）像散，（B）球差，（C）場曲，（D）畸變。

20.（　）光軸外的物光，穿透鏡片不同區域的光線，其放大率各異，而使成像的形狀類似冰淇淋，稱為？（A）像散，（B）球差，（C）場曲，（D）彗差。

21.（　）當一束光斜向照射「球面鏡片」時，將產生兩條焦線，稱為？（A）斜向散光，（B）球差，（C）場曲，（D）彗差。

22.（　）一個完全無斜向散光的鏡片，仍可能有何種像差存在？（A）像散，（B）球差，（C）場曲，（D）彗差。

23.（　　）何種 Seidel 像差，是因鏡片周邊與其光學中心的距離不同，致產生不同放大率者？（A）像散，（B）畸變，（C）場曲，（D）彗差。

24.（　　）當鏡片折射率確認後，最佳化鏡片設計可控制的變數為？（A）頂點距離，（B）鏡片前、後表面的度數，（C）鏡片厚度，（D）以上皆是。

25.（　　）鏡片的「縱向色像差」一般可以何種光所測得的鏡片屈光度除以阿貝數求得？（A）紅光，（B）藍光，（C）橙光，（D）黃光。[ii]

26.（　　）鏡片的「橫向色像差」一般可以哪兩種光的稜鏡效應差求得？（A）紅光與藍光，（B）藍光與綠光，（C）藍光與黃光，（D）黃光與紅光。

表一 . 鏡片材料與阿貝數值 [iii]

鏡片材料	折射率	阿貝數值
皇冠玻璃鏡片	1.523	58
CR-39 鏡片	1.498	58
聚碳酸酯鏡片	1.586	30

27.（　　）參考上表，試求由聚碳酸脂製成的 +6.00D 鏡片，其縱向色像差為何？（A）0.10D，（B）0.20D，（C）0.40D，（D）0.55D。

28.（　　）參考上表，試求由皇冠玻璃製成的 +6.00D 鏡片，其縱向色像差為何？（A）0.10D，（B）0.20D，（C）0.40D，（D）0.55D。

29.（　　）參考上表，試求由聚碳酸脂製成的 +6.00D 鏡片，在距離光學中心 8 mm 的某點上，所產生的橫向色像差為？（A）0.05^{Δ}，（B）0.11^{Δ}，（C）0.16^{Δ}，（D）0.2^{Δ}。

30.（　　）參考上表，試求由皇冠玻璃製成的 +6.00D 鏡片，在距離光學中心 8 mm 的某點上，所產生的橫向色像差為？（A）0.10^{Δ}，（B）0.09^{Δ}，（C）0.08^{Δ}，（D）0.05^{Δ}。

31.（　）一球面度數為 –5.75D 且折射率為 1.50 的包覆式太陽眼鏡，若其內夾式前框與鏡片呈 9 度角。內夾式前框面無移心，則此眼鏡產生的有效度數為何？（A）–5.80–0.14×99，（B）–5.75–0.14×90，（C）–5.85–0.14×90，（D）–5.80–0.14×90。

32.（　）一球面度數為 –5.75D 且折射率為 1.586 的包覆式太陽眼鏡，若鏡片 90 度軸向前傾斜 25 度。內夾式前框面無移心，則此眼鏡產生的有效度數為？（A）–6.07–1.33×115，（B）–6.65–1.50×90，（C）–6.07–1.33×90，（D）–6.07–1.50×90。

33.（　　）使用 Vogel 公式估算 +2.00D 球面度數鏡片的基弧應為？（A）+4.00D，（B）+5.00D，（C）+6.00D，（D）+8.00D。[iv]

34.（　）假設某鏡片的處方為 +5.5−1.00×70。利用 Vogel 公式計算基弧為?（A）+6.00D，（B）+8.00D，（C）+11.00D，（D）+12.00D。

（四）不等視

35.（　　）一 +5.00D 的 CR-39 鏡片，基弧 +10.00D，中心厚度 4.6mm，頂點距離 14mm，其放大率為（A）0.98 倍，（B）1.05 倍，（C）1.13 倍，（D）1.56 倍。[iv]

36.（　　）配戴以下度數的處方：O.D.–7.00D 球面，O.S.–3.00D 球面，在觀看位於右側的遠距物體時，距離鏡片光學中心右方 1 cm 的點所產生的稜鏡效應為？（A）右眼 7.00^{Δ}，左眼 3.00^{Δ}，（B）右眼 4.00^{Δ}，左眼 3.00^{Δ}，（C）右眼 3.50^{Δ}，左眼 1.50^{Δ}，（D）右眼 5.00^{Δ}，左眼 3.00^{Δ}。

37.（　）一副平頂雙光鏡片的主要參考點都是 23 mm 高。鏡片測量出的子片高度是 18 mm。其閱讀深度為？（A）3 mm，（B）5 mm，（C）8 mm，（D）11 mm。[vi]

---

i. 黃敬堯，路建華等審閱，《配鏡學總論（下）—鏡片應用篇》（第三版），第 18 章，P.149，ISBN: 978-986-92667-4-1（2016）。

ii. 黃敬堯，路建華等審閱，《配鏡學總論（下）—鏡片應用篇》（第三版），第 18 章，P.143，ISBN: 978-986-92667-4-1（2016）。

iii. 黃敬堯，路建華等審閱，《配鏡學總論（下）—鏡片應用篇》（第三版），第 18 章，P.144，ISBN: 978-986-92667-4-1（2016）。

iv. 黃敬堯，路建華等審閱，《配鏡學總論（下）—鏡片應用篇》（第三版），第 18 章，P.155，ISBN: 978-986-92667-4-1（2016）。

v. 黃敬堯，路建華等審閱，《配鏡學總論（下）—鏡片應用篇》（第三版），第 21 章，P.230，ISBN: 978-986-92667-4-1（2016）。

vi. 黃敬堯，路建華等審閱，《配鏡學總論（下）—鏡片應用篇》（第三版），第 21 章，P.245，ISBN: 978-986-92667-4-1（2016）。

NOTE

國家圖書館出版品預行編目資料

驗光人員國考試題解析 - 眼鏡光學與視覺光學 / 路建華、丁挺洲著，-- 初版 . -- 臺北市：台灣愛思唯爾，2017. 06　面；　公分

不含索引

ISBN 978-986-94758-5-3 (平裝)

1. 驗光　2. 視力

416.767　　106007701

驗光人員國考試題解析 - 眼鏡光學與視覺光學

作　　者：路建華、丁挺洲
責任編輯：鮑立博
文字編輯：林柏安
美術設計：簡穗于
總 經 銷：台灣愛思唯爾有限公司
出版日期：2017 / 06 初版一刷

發 行 人：Kok Keng Lim
發 行 所：台灣愛思唯爾有限公司
地　　址：台北市中山北路二段 96 號嘉新大樓
　　　　　第二大樓 8 樓 N-818 室
電　　話：(02) 2522-5900 (代表號)
傳　　真：(02) 2522-1885
網　　址：www.store.elsevierhealth.com/taiwan
帳　　號：5046847018
戶　　名：台灣愛思唯爾有限公司
受款銀行：花旗 (台灣) 商業銀行
銀行代號：021
分行代號：0018 (營業部)

驗光人員國考試題解析：眼鏡光學與視覺光學

TEST AND ANALYSIS OF OPTOMETRISTS EXAMINATION: OPHTHALMIC OPTICS AND VISION OPTICS

路建華

中央大學 光電科學與工程博士

馬偕醫護專校 視光學科助理教授

丁挺洲

中央大學 光電科學與工程博士

明道大學 材料與能源工程助理教授

作者

解答本

ELSEVIER